刺血治病一本通

杨圆圆 著

YNK 云南科技出版社

·昆明·

图书在版编目（ＣＩＰ）数据

刺血治病一本通 / 杨圆圆著 . -- 昆明 : 云南科技
出版社 , 2024.5
ISBN 978-7-5587-5641-2

Ⅰ . ①刺… Ⅱ . ①杨… Ⅲ . ①放血疗法 (中医) Ⅳ .
① R245.31

中国国家版本馆 CIP 数据核字 (2024) 第 105927 号

刺血治病一本通
CIXUE ZHIBING YIBENTONG

杨圆圆　著

出 版 人：温　翔
策划编辑：郁海彤
责任编辑：赵敏杰
封面设计：韩海静
责任校对：孙玮贤
责任印制：蒋丽芬

书　　号：ISBN 978-7-5587-5641-2
印　　刷：唐山玺鸣印务有限公司
开　　本：710mm×1000mm　1/16
印　　张：12
字　　数：173千字
版　　次：2024年5月第1版
印　　次：2024年5月第1次印刷
定　　价：55.00元

出版发行：云南科技出版社
地　　址：昆明市环城西路609号
电　　话：0871-64192481

前言

刺血疗法，也称为"刺络法"，属于中医传统疗法中的外治疗法之一。刺血疗法因为立竿见影的疗效、简单便捷的操作方式，以及经济惠民、适用范围广等优点，虽历经几千年，却依然有着持久而鲜活的生命力。这一点，我们可以从国医大师、有着"天下第一针"美誉的贺普仁的一个著名医案中窥豹一斑。

1972年，当时的日本首相田中角荣访华。一次晚宴后，田中角荣突然血压飙升，头晕目眩，头痛难忍。原来，这位首相先生本身患有高血压，晚宴上又喝了酒，结果引发了血压升高。

负责招待的工作人员赶紧向上级请示处理办法，上级决定请当时的国医大师、针灸界泰斗贺普仁前来治疗。

贺老赶到田中角荣下榻的宾馆后，经过认真把脉和仔细观察，他很快定下了治疗方案：在田中角荣的曲池、合谷、阳陵泉、足三里几处进行针灸，之后又用三棱针在百会穴上刺血。经过几十分钟的治疗后，田中角荣的血压很快下降了20mmHg!

刺血疗法之所以有堪称神奇的疗效，主要是因为它是我们华夏先人长期同疾病做斗争过程中的经验总结和智慧结晶。

早在刀耕火种的远古时期，我们的祖先就在医疗活动中发明了用砭石刺破脓疡医治脓疮的方法，这可以说是刺血疗法的雏形。随着生产力的发展，金属锋针取代了砭石，现代的三棱针也诞生了，成为专门用来刺血的医用器具。与此同时，关于刺血的理论和实践

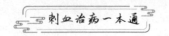

也在突飞猛进地完善中。

成书于先秦时期、中国现存最早、影响最大的医学典籍《黄帝内经》，以一个独立的篇章《血络论》专门讨论了刺血疗法。此后，刺血疗法在各代大医"以实践完善理论，再以理论指导实践"的循环中不断被完善。

元代大医王国瑞在其著作《扁鹊神应针灸玉龙经》中提出针刺委中出血可以治疗"风毒瘾疹，遍身疹痒，抓破成疮""青盲，雀目，视物不明"等疾病。

而金元时期的大医李东垣更是在刺络放血理论上有着杰出的贡献。他不但详细整理了刺络放血法的"分经论治"原则，更重要的是他还明确提出刺络放血法不但适用于实证，也同样适用于脏腑虚证，对其有很好的补益作用，从而形成了著名的李氏刺络理论。

明代享有盛名的针灸大师杨继洲，编写了针灸专著《针灸大成》，对明代以前的针灸实践和理论进行了一次丰富而系统的总结，成为针灸学专著中的瑰宝。

及至清代，虽然中医学日渐式微，但仍有不少医家坚持推行针砭医术，如清代妇科名家傅山提出刺血眉心可以治疗产后血晕；温病大家叶天士提出刺血委中可治疗咽喉疼痛……特别是清初医家郭志邃编著的《痧胀玉衡》一书，该书发展了刺血术在急症方面的应用，丰富了刺血急救的理论。

正因一代代先人们的不懈追求和努力，刺血疗法不但疗效越来越显著，其适应证也越来越广泛，同时出于医疗上的严谨，它的禁忌证也越来越明晰。刺血疗法最终成为祖国中医学的重要组成部分，更是中医先人留给华夏子孙后代的宝贵财富。

刺血疗法不仅在中国大放异彩，其在国外也有着深远的影响。在我们的邻邦日本、韩国、朝鲜等各国医师中，有不少人以我国各类针灸医典为蓝本，著书立说，实践、传播针砭术。17世纪末，我国的针砭医术更是远播欧洲。一位名叫路易·白利渥慈的法国医生首先成功地将中国的针灸刺血疗法应用于临床，对欧洲的针砭术传播起到了先锋作用。

近年来，在党和政府的关怀、重视之下，刺血疗法得到了更大的发展，在临床各科得到了极大的运用和推广，其适应证也在不断扩大。不但在内科、外科、妇科、儿科、骨伤科、皮肤科、眼科、耳鼻喉各科等各病科中广为应用，甚至对一些疑难杂症也有着非常明显的疗效。

为了让更多人得到这一古老医术的庇护，笔者编写了《刺血治病一本通》一书。在本书的编写过程中，笔者翻阅、参考了大量有关中医刺血疗法的文献书籍，甚至还包括少数民族医典中的内容，如藏医、蒙医医典，并结合本人的临床经验，本着实用、通用的原则，认真编写成此书。书中内容丰富，涉及病因、取穴、方法和注意事项等，并配以相关穴位图片，图文并茂，实用性强，可供临床医生及广大针灸爱好者阅读参考。

笔者希望通过这本书，能让更多人认识刺血疗法，让这一有着深厚历史积淀的中医疗法不断焕发绚丽夺目的光彩。

注：书中的"寸、分"均为中医穴位中的"同身寸"概念。中指同身寸，是以患者的中指中节屈曲时手指内侧两端横纹头之间的距离看作1寸，可用于四肢部取穴的直寸和背部取穴的横寸。拇指同身寸是以患者拇指指关节的宽度作为1寸，主要适用于四肢部的直寸取穴。横指同身寸也叫"一夫法"，是让患者将食指、中指、无名指和小指这四指并拢，以中指中节横纹处为准，四指横量作为3寸，食指与中指并拢为1.5寸。

目录

第一章　刺血疗法的基础知识

第二章　常用刺血经穴

第三章　常见内科疾病的刺血疗法

第四章　常见外科疾病的刺血疗法

第五章　常见妇科疾病的刺血疗法

第六章　常见儿科疾病的刺血疗法

第七章　常见皮肤科疾病的刺血疗法

第八章　常见五官科疾病的刺血疗法

第九章　常见泌尿生殖系统疾病的刺血疗法

第一章　刺血疗法的基础知识

▌刺血疗法和它的发展史

刺血疗法又称为"刺络法"。作为一种非常有效的中医疗法，它在中医理论指导下，根据患者的病情选取特定的经络和穴位，用三棱针或毫针刺破特定经络和穴位处的浅表血管进行放血，达到祛邪扶正、调和阴阳、疏经通络、培补气血，帮助患者恢复健康的目的。刺血疗法因为操作简单、疗效显著，同时又花费很少而深受医家和患者的喜爱，在我国古代民间曾广为流行。

刺血疗法历史悠久，最早可以追溯至石器时代。我们的远古祖先在生产劳作的过程中发现：当身体被一些尖锐的石块或荆棘磕碰、刺伤出血后，某些原有的病痛，比如经久不愈的头痛、筋骨酸痛等症状竟然会减轻或消失。当相似的经历不断重现时，我们的先人便将这种经验保留下来，通过人为地刺激特定部位使之出血，来医治特定疾病，这样便有了最古老的放血疗法。

到了新石器时期，人们开始用竹子或是动物骨骼做成针具来刺血，治疗疾病。在长沙马王堆西汉古墓出土的《脉法》中，记载了"用砭治脉"的内容：用砭石刺激人体的浅表血脉，造成创伤，可以治疗癫痫。

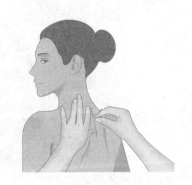

在我国最著名的中医典籍《黄

帝内经·灵枢·官针》中, 也有关于刺血疗法的文字记载:"络刺者, 刺小络之血脉也。"意思是络刺, 就是针刺皮肤下浅层小络脉所属的小静脉。《黄帝内经·素问·针解》中还有"菀陈则除之者, 出恶血也"的说法, 意思是因为络脉瘀滞而导致的疾病, 用三棱针刺血, 可以活血化瘀, 消除疾病。

《黄帝内经》还探讨了刺血疗法的治病机理, 并系统论述了这一疗法的原则、工具、操作方法、适应证及禁忌证等, 并明确提出刺血疗法可以治疗癫狂、头痛、疔疮疖肿、痄腮、咽喉肿痛等病症。

《史记·扁鹊仓公列传》中为我们记录了春秋名医扁鹊的一则医案: 虢国太子患有"尸厥症", 发病时会突然昏倒、不省人事, 呼吸微弱, 脉象极细, 像死了一样。太子的亲人们不明原因, 以为太子真的死了。此时正好扁鹊赶来, 点刺太子头顶的"百会穴"放血, 使太子死而复生。同样, 著名的汉代中医华佗也用针刺放血疗法缓解了曹操的"头风症"……

《旧唐书·高宗本纪下》也有记载:唐高宗患有"风疾", 发作时会头晕目眩, 眼睛看不见东西。高宗的侍医秦鸣鹤认为要用刺血疗法加以治疗。他针刺了唐高宗的"百会穴", 很快缓解了高宗皇帝的症状。

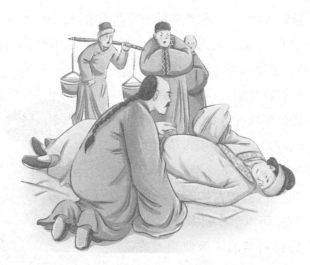

　　宋代和金元时期，刺血疗法在医案中出现得更为普遍。"金元四大家"之一的刘完素就非常重视用放血疗法，并认为通过刺血可以泻热、驱邪，是治实热证的有效方法。这一时期，很多经验丰富的医家都可以娴熟地运用刺血疗法，操作大胆，但又对禁忌证了然于心，认为刺络放血法主要是用于各种实热火证，而不宜治疗虚寒之证。

　　至明清时期，刺血疗法已广为流行，用于刺血的主要医疗器具——三棱针被细分为粗、细两种，更加适合临床应用。提到刺血工具，这里不妨多说一些。我国历代采用刺血疗法的医家，他们选用的工具都不太相同。比如中国医学史上"金元四大家"之一的李东垣擅长用三棱针；与之齐名的"金元四大家"之一的张从正则多用铍针；明代的全科医生薛己甚至将细瓷器敲碎，用锋利的碎瓷片给患者刺血……

　　值得一提的是，刺血疗法在古代藏医中也非常受欢迎。藏族医学家宇妥·元丹贡布在《四部医典》中对刺血疗法、工具、适应证、取穴及禁忌都有详细论述，他认为：在诊断准确的情况下，通过放血疗法能够驱除脉病、止痛消肿……

　　刺血疗法虽然历史悠久，但其命运却一波三折，其发展曾受到过很大阻碍，甚至一度面临被取缔的境地。因为在封建社会中，占主导地位的儒家思想主张"身体发肤受之父母，不敢毁伤，孝之始也"，又因为其技术比针灸更难掌握，所以刺血疗法在我国古代并没有得到很好的发展。

　　中华人民共和国成立后，刺血疗法重新被中医界重视，关于刺血疗法的文献、医案不断被挖掘、整理和总结，并和现代科学技术进行融合，使得刺血疗法这一古老的中医技术有了更大的发展和提高。其适应证不断扩大，疗效也不断提高，甚至在治疗一些疑难杂症时也取得了很好的效果，成为我国中医界一个不可忽视的存在，为中国百姓的医疗保健发挥了重要作用。

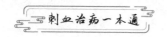

刺血疗法的治病机制

我国著名的中医学典籍《黄帝内经》对传统刺血疗法的理论和实践基础有详细的阐述，同时，我国的传统中医大师们在几千年的实践中，不断完善刺血的理论，使它对今天的临床仍具有指导意义。中医学对刺血疗法的治疗机制认知如下。

传统中医认为人体的脏腑器官之所以能维持正常功能，主要是靠体内气血的运行。气血运行得好，人体的脏腑器官就能得到很好的濡养。同样，人体的皮肉筋脉乃至四肢百骸能够正常活动也离不开气血的运行。

而气血运行的通道就是中医所说的"经络"，经络外络于肢节、内属于脏腑，气血运行在经络之中来营养全身。

但同时，经络也是外邪入侵人体的通道。附着于人体浅表的外邪，如风邪、寒邪就是通过经络向内传入脏腑的。经络也是各个脏腑之间、脏腑和体表组织之间相互影响的途径。正是经络的这一重要地位，使得它在治疗疾病的过程中也起到了至关重要的作用。

当病邪由外而内侵入人体时，或脏腑内部出现功能失调时，经络本身也会产生相应的症状。因此，不论是外邪入袭，还是脏腑内部出现问题，经络都首当其冲地受到影响。所以，中医有"病在血脉，而形于络"的说法，而这也正是刺血疗法的主要理论依据。根据这一理论，当人体出现症状时，通过在经络、穴位上进行刺血，就能祛除病邪。

在中医临床上，"病在血脉"是可以通过望诊来判断的。比如，对于一些急性的、瘀阻性的或中毒性的疾病，人体的委中穴、尺泽穴和太阳穴等部位就会出现暗紫色的、怒张的血络，这些都是可以采用刺血疗法的指征。

另外，当络脉发生瘀阻时，人体体表的特定部位的颜色也会发生改变。《黄帝内经·灵枢·经脉》中说："凡诊络脉，脉色青则寒且痛，赤则有热。胃中寒，手鱼之络多青矣；胃中有热，鱼际络赤……"意

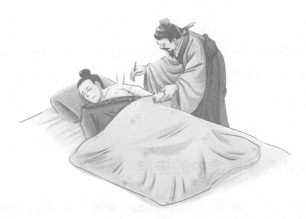

思是：通过络脉诊病的时候，如果络脉经过的皮肤表层出现青色，说明人体相应的部位有寒邪凝滞，人体就会气血不通，有些部位会疼痛；如果络脉行经的皮肤表层呈现红色，说明相对应的部位有热。举例来说，如果一个人的手上大鱼际部位的络脉呈现青色，就可以判断这个人胃中有寒；如果病人大鱼际部位的络脉呈现红色，则说明这个人的胃中有热……

这些记载都明确指出：通过观察经络的颜色，可以判断疾病是虚证还是实证、是寒证还是热证，也能判断出和经络相对应的脏腑的问题。

基于上述中医理论，刺血疗法的基本原则是：通过针法刺入方式的不同，以"泻法"或是"补法"祛除人体内的邪气，稳固正气。

《黄帝内经·素问·阴阳应象大论》中有"血实宜决之"的说法，这里的"血实"是指气血在某处停滞不行，导致血脉瘀阻壅滞，使人体产生问题；《黄帝内经·灵枢·小针解》中也有"菀陈则除之者，去血脉也"。"菀陈"是指瘀结在络脉中的气血，"去血脉"是指通过刺血排除郁结于血脉中的病邪。

《难经·二十八难》中也有"其受邪气，蓄则肿热，砭射之也……"的论述。这些论述都认为：由于不同因素导致的瘀邪之证都适合采用刺血治疗，祛除瘀邪，使人体内的气血恢复正常运行，调整人体达到平衡。

而现代刺血疗法治疗头痛、癫狂、丹毒、高热、喉痹、疮疖痈肿、目眩、腰腿痛以及各种急性扭挫伤等症状，也正是因循了"血实宜决之""菀陈则除之者，去血脉也"的理论。

■刺血疗法在中医学中的应用

中医学认为，气血循行失调、脏腑功能紊乱是导致疾病的根本原因。而刺血疗法作为一种独特的中医疗法，正是通过疏通经络、调理气血，达到祛邪扶正的目的，以恢复人体正常的生理功能。正确使用放血疗法，不但能够治疗疾病，还可以提高免疫力、预防疾病。具体来说，中医传统理论认为，刺血疗法的作用主要有如下几个方面。

● 行气和血、调整阴阳 ●

刺血疗法是在针灸经络理论，以及气血、脏腑理论的基础上发展起来的。中医学认为，气和血是人体最基本的精微物质，而经络则是气血运行的通路。刺血疗法是通过刺破经络和穴位上的表皮，使之少

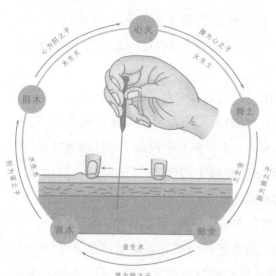

量出血，来激发人体经气，使气血运行更为顺畅，促进人体筋脉和脏腑更好地吸收营养，加速代谢物的排出，使人体达到"阴阳调和""正气存内"的理想状态。

针灸学著作《针灸聚英》中记录了著名大医李东垣的一则医案。他采用刺血疗法治疗了

一个脾胃虚弱的病人。在后来的医案总结中，李东垣提到："阴病在阳，当从阳引阴，必须先去其络脉经隧之血。若阴中火旺，上腾于天，致六阳反衰而上充者，先去五脏之血络，引而下行，天气降下，则下寒之病自去矣。"这个案例非常翔实地阐述了刺血调理阴阳的原理和技术。

说到底，刺血调整阴阳也还是在于调和气血，通过气血平和，实现其"内溉脏腑、外濡腠理"的功能，使机体达到阴平阳秘。

● 祛邪达表、疏通营卫 ●

中医认为，营、卫之气是人体的第一道保护屏障，如果这道屏障失去了功能，卫气和营气无力抗邪，邪气就会侵犯人体体表，造成机体免疫力下降。人就很容易神疲乏力、头昏脑胀、头痛、骨节酸痛、皮肤瘙痒、感冒频发，此时，采用刺血疗法可以使邪气得以疏泄，激发人体正气，使营卫恢复正常功能，缓解或消除相应的症状，增强人体的防御能力，提高人体免疫力。

● 驱风止痒、缓解麻木 ●

刺血疗法治疗皮肤瘙痒的症状也很有效。皮肤瘙痒在中医看来就是风邪存于血脉之中导致的。刺血疗法可以使风邪随气血运行而外泄，达到泻血祛风的目的。风邪无处停留，瘙痒自然就会消除。所以，古代大医有"治风先治血，血行风自灭"的疗法。

再如，中医认为肢体麻木是由于人体气血虚衰不能濡养四肢造成的。如果在相对应的经络或穴位放血，就能加速气血运行，缓解四肢麻木的症状。

● 清火泄热、解毒消痈 ●

有的人常常会有起痈、红肿等疾病，中医认为，这主要是由于体内热毒过盛造成的。刺血疗法可以通过放血、排脓使侵入机体的热邪、毒邪随气血排出体外，起到清热消痈、泻火凉血的作用。

还有的人会有发热、神志不清，甚至胡言乱语等症状，中医认为，

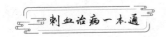

这主要是心阳或肝阳过盛引起的, 刺血疗法可以直接清泻心阳、肝阳的盛热, 起到清火泄热的作用。

中医临床中, 刺血疗法对治疗衄血、高热、脓毒、疮疡等都有很好的效果。而对于毒虫, 如蛇、蝎、蚊、蚁等的咬伤或叮咬, 刺血疗法不仅可以将热毒排出体外, 还能解毒、消肿。

● 静心宁神、开窍醒脑 ●

刺血还可以治疗昏厥、不省人事的危重急症。《黄帝内经》将突然昏厥、不省人事的急性病症称为"厥证", 认为其发病机理在于"血之与气, 并走于上", 意思是气血逆乱、经络闭塞导致昏厥。治疗"厥证", 可以通过放出手足末端的血液使逆行的气血回复到四肢末端, 缓解头部压力、开窍醒脑。

《黄帝内经》认为, 癔病、癫证、精神分裂症等精神类病症多半是因为热扰心神、浊气攻心, 营卫和气血逆行, 引发情绪失常。刺血疗法能够通经活络, 祛除热邪、痰浊, 使气血冲和, 神志安宁。

刺血治疗心神类病症在古代临床上的应用也十分广泛。例如, 明末大医傅山通过刺破眉心出血治疗产后血晕; 郭志邃刺血急救绞肠痧……这些都表明刺血疗法具有宁心安神、开窍醒脑的良好疗效。

● 活血通瘀、疏络止痛 ●

明代中医典籍《针灸大成》中提到:"人之气血凝滞不通, 可用刺血法以祛除其凝滞, 活血化瘀。"意思是, 当人体气血凝滞不通时,

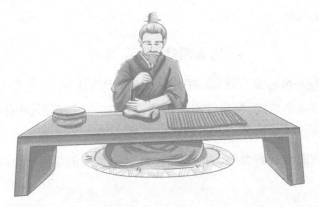

可以用刺血疗法疏通经络。

中医认为，人体气血运行失常、出现气滞血瘀主要有两种情况：一种是寒气侵入经脉，导致经络气血凝滞，人体就会感到疼痛；另一种是由于气虚无法推动血液有力运行，导致营血内停形成瘀阻，人体不但会感到疼痛，而且会有肿块、痛肿等。

刺血疗法可以放出瘀血、宣通瘀滞，使气血运行畅通，达到通络止痛的目的。因此，刺血疗法对于关节疼痛、跌打损伤引起的局部肿胀和疼痛、肢体麻木、闪挫腰痛都有很好的疗效。

▍现代医学对刺血疗法的研究

刺血疗法经过历代中医大师们几千年的不断实践和完善，它的疗效越来越显著，适应证也越来越广，以至于即便是十分先进的现代医学也无法忽视它的存在和价值。通过现代医学的研究发现，刺血疗法有如下的作用。

● 改善血液循环和体液循环 ●

现代医学研究发现，刺血疗法对感染性疾病的血象有显著影响。临床发现，对急性感染病患者进行耳穴刺血治疗后，其白细胞总量、中性粒细胞数量都有明显的下降，而淋巴细胞数量则会升高。临床还发现，刺血疗法还能对血象进行双向调节，使血象恢复到正常范围内。

而且，相关的医学报道还显示，刺血疗法对血液中的 K^+、Na^+、Ca^{2+}、Mg^{2+} 等元素的含量也有一定影响，并且刺血还可以对血糖、血液黏稠度进行调控。

刺血还可以改善局部血液循环，启动人体的凝血机制，对血管内的血栓有软化、解聚作用，促进血栓的吸收。

另外，刺血对肺水肿、腹水等症状也有一定疗效。这主要是因为刺血疗法通过释放一定量的血液，改善血液的凝滞状态，从而影响血

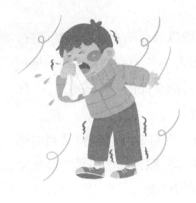

管内外的体液交换,调整体液分布,达到利水、消肿的功效。

• 改善血管功能 •

临床病例实践和实验室脑血流图检查结果证实,刺血疗法有扩张脑血管的作用,进而改善脑供血状况,通过改善毛细血管的流态、血色、流速,改善脑组织缺氧。这正好印证了中医所说的刺血有消瘀散结、活血化瘀的作用。

• 改善神经、肌肉功能 •

刺血疗法可以刺激人体浅表层的神经或感受器,来调节人体的神经—体液,影响中枢神经,从而对靶器官、效应器官产生影响。同时,这一疗法还可以通过调节神经—肌肉,有效调控肌电放射或神经冲动,进而改善肌肉或神经的生理功能。

因此,刺血疗法在治疗各种神经性疼痛、面神经麻痹、中风后遗症、小儿麻痹症、脑外伤后遗症方面都有较好的效果。

• 提高机体免疫机能 •

研究证实:刺血疗法还具有改善人体免疫机能、激发人体自我保护机制的作用。临床发现,在采用刺血疗法治疗病毒性疣病和单纯疱疹的过程中,部分患者在刺血后,其末梢血淋巴细胞数量、免疫球蛋白等指标均有明显提高。这说明,刺血疗法不仅可以治病还能防病,可以通过增强体质来预防疾病。

• 影响体温调节中枢 •

现代医学研究发现:刺血疗法有良好的退热作用。人体的体温恒定主要是通过位于下丘脑的调节中枢来实现的。当调节中枢无法正常工作时，人体就会出现高热现象。临床发现，通过刺血治疗急性扁桃体炎引发的高热患者时，在放血后 6~12 小时内，患者体温会恢复正常。这说明刺血疗法可以通过影响体温调节中枢的功能，来治疗人体高热。

● 调节消化功能 ●

刺血疗法对消化液的分泌和胃肠蠕动有明显的调节作用。实验证实：挑刺位于手指的四缝穴，可以增高胃蛋白酶的活性，对胃酸实现双向调节。同时，刺血疗法还可以调节肠内胰脂肪酶、胰淀粉酶和胰蛋白酶的含量，改善胃的消化功能。

▍刺血疗法的优点

刺血疗法具有适用证广、见效快、操作简单、方法多样、放血部位多元化等诸多特点。

● 适用证广 ●

刺血疗法作为一种古老的中医疗法，在其发展初期由于受到种种限制，能够治疗的病种很少，《黄帝内经》中记载的适用刺血疗法的疾病仅有 30 种左右。这些疾病包括卒痛、中风昏迷、疔疮毒痛等。

随着历代医家不断深入实践，刺血疗法的适用病种不断扩大。据临床报道，至 21 世纪初，适用于刺血治疗的病症已然达到 200 种之多，更涉及多个病科，包括内科、外科、妇科、儿科、骨伤科、皮肤科、眼科、耳鼻喉各科……

病症包括惊厥、小儿高热等危急重症；还有坐骨神经痛、三叉神经痛等急性痛症，以及淋巴管炎、急性毛囊炎、丹毒等急性炎症性疾病，甚至还包括红斑性肢痛、骨关节结核、神经性皮炎、银屑病等一些慢性病和部分疑难杂症。

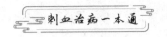

● 预防保健 ●

刺血疗法除了能有效治疗疾病外，还能对一些疾病起到预防作用。临床实践证实，针刺耳穴出血，可以防止急性传染性结膜炎的传播。

随着针灸美容的快速发展，刺血疗法近年来也在美容保健领域大放异彩。实践发现：刺血对治疗面部色素斑、痤疮、黄褐斑等问题，有效率高达 85%。

● 见效快 ●

刺血疗法对许多病症都有较快的疗效。清代大医赵学敏在赞美刺血疗法的神速时，有"操技最神，而奏效甚捷"的溢美之词。很多熟悉刺血疗法的中医也常常用"立起沉疴""顿消痼疾"来形容它具有药物和其他方法无法企及的显著疗效。

刺血疗法在治疗实证、热证，比如惊厥、高热、昏迷以及各种急性炎症、某些食物中毒、软组织损伤时，更有奇效，可以在短期内减轻或控制上述症状，甚至达到临床治愈。

《黄帝内经·素问·刺热》中就有"肺热者……刺手太阴阳明，出血如大豆，立已"的描述。意思是：有肺热的患者，在手太阴阳明经上取穴，刺血后出血量仅有豆粒大小，症状就消除了。

● 操作便捷 ●

刺血疗法不但操作简便，而且很容易掌握。它不需要特殊、复杂的医疗器械或设备。遇到紧急情况时甚至可以就地取材，比如用缝衣针、陶瓷片、金属锐器、刮脸刀片等，严格消毒后就可以使用。

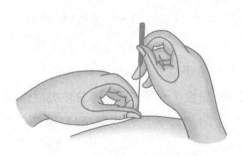

刺血疗法还可以大幅度节约患者的时间，每次放

血仅几分钟即可，即便加上拔火罐也只需 30 分钟左右，十分便捷。

● 方法多样 ●

刺血疗法的另一个重要特点就是治疗方法多样。就其器具来说，可分为三棱针、梅花针、小眉刀、毫针、注射针头等；就手法来说，可分为梅花针叩刺出血、三棱针点刺出血、毫针散刺出血、刺络＋拔罐、割治疗法；就速度来说，可分为缓刺、速刺；就面积来说，可分为散刺、点刺；就强度来说，可分为轻刺、中刺、重刺。

多样化的刺血手法不但适应多种病症，还能大大提高治疗效果。

● 放血部位多元化 ●

刺血疗法在发展初期能够适用的穴位较少，主要以病灶区及病理反应点为主，还包括肘膝以下的特定穴、经外奇穴。刺血疗法发展到现代，除保留之前的取穴特点外，取穴点位有了明显增加。比如仅耳部取穴，最常用的就有 10 余个，耳穴对治疗急性扁桃体炎、急性结膜炎等多种病症都有非常好的效果。

再如皮肤针，它的叩刺部位可以说遍布全身，包括阳性反应点、重要的体穴、体表各个部位等。近些年来，临床试用头针穴位的叩刺也取得了不错的疗效。

● 安全可靠、经济实惠 ●

刺血疗法一般都比较安全，很少会产生副作用。而且它的最大特点是花钱少，患者的经济负担轻，还可以大大地节省中药材资源。

█常用针具

刺血疗法的优点之一就是所用器械十分简单便捷。常用、有效、容易掌握的针具有 4~5 种，

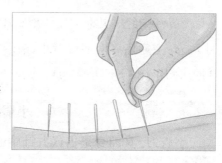

包括三棱针、梅花针、毫针、小眉刀等，临床应用时，会因人、因症、因部位不同选用不同的针具。

• 三棱针 •

三棱针是刺血疗法最常用的针具，不锈钢材质，其前身是古代的锋针。现代临床中使用的三棱针长约 6 厘米，针身呈圆柱形，针尖锋利，三面有刃。三棱针主要用于点刺和挑刺放血，适用于成人浅表静脉泻血，或者排脓。

临床中，三棱针又有大、小之分：①大三棱针，相对较粗，长 7~10 厘米，针柄直径约 2 毫米。大三棱针多用于身体健壮的男性患者，或者用于躯干、四肢的腧穴，或出血量较多时选用。②小三棱针，相对较细，长 5~7 厘米，针柄直径约 1 毫米。小三棱针多用于女性、孩童及体弱者，或用来点刺位于头面的腧穴，或点刺十二井穴、十宣穴等，或出血量较少时选用。

• 梅花针 •

梅花针又称为"皮肤针"或是"七星针"，是将 5~7 枚钢针排成莲蓬状，固定在塑料材质或牛角材质的圆形物体上作为梅花针的头，再装一个约 20 厘米长的柄。根据头部针数的不同，梅花针又分为 5 枚针、七星针（7 枚针）和罗汉针（18 枚针）。其特点是刺激面较大，但出血量不多，多用来治疗皮肤病。

• 毫针 •

《黄帝内经·灵枢·九针论》中提到："毫针，取法于毫毛，长一寸六分，主寒热痛痹在络者也。"现在临床刺络所选取的毫针一般为 3 厘米，用 18 号不锈钢制成，多用于孩童或是体质虚弱的患者。

• 小眉刀 •

小眉刀，其前身是古代九针中的"铍针"，现在临床中的小眉刀是由钢质材料制成的医用小刀。刀柄长 3~6 厘米，刀口倾斜，像人的眉毛，所以称小眉刀，多用来割治、挑刺、泻血。

除上述几种常用的针具外，刺血疗法还会在紧急情况下就地取材，选用采血针、圆利针、注射针、缝衣针、刮脸刀片等，经过严格消毒后便可作为刺络泻血的工具。

采用刺血疗法时，为使操作更安全，同时收到更好的治疗效果，还应该备有相应的辅助工具，如火罐、止血带等。

● 火罐 ●

刺络出血后，在施针部位拔火罐可以让瘀血溢出得更加充分，治疗效果更好。火罐又分为玻璃罐、陶罐、竹罐。玻璃罐最为实用，便于观察出血量，也便于消毒和清洗。按体积的大小，玻璃罐可分为 5 个规格，临床中需要根据不同情况选取不同型号的火罐。

● 止血带 ●

止血带是橡胶材质，长约 2 尺（约 66.67 厘米，1 尺 ≈ 33.33 厘米），常常用在肘窝、腘窝等处，多在缓刺法中使用。操作时，一般是将止血带结扎在刺络部位的近心端，可以使静脉怒张，便于三棱针点刺。

另外，为了操作更加安全，还需要做好消毒工作，要准备好碘酒、酒精棉球、干棉球或脱脂棉等消毒用具。

▌针法及其特点

临床上，刺血的方法多种多样，其中比较常用的、具有代表性的方法有点刺法、散刺法、叩刺法、挑刺法、针罐法、火针法、割治法等，这些都是非常有效的刺血针法。

● 点刺法 ●

点刺法又称为速刺法。点刺法所使用的针具多以三棱针或粗毫针为主，常用的点刺法根据操作方式的不同可分为以下3种：

1. 直接点刺法

对针具、医生手部和施针部位消毒后，先揉捏施针部位使之充血，然后一手以拇指、食指捏住针柄，中指贴在针身下端大约距离针尖0.1寸处，对准施针部位迅速刺入，随即出针，然后按压针孔周围皮肤直至出血。之后对针孔处消毒处理。

直接点刺法适用于对十宣穴、十二井穴、少商穴及耳尖穴等部位刺血，可以治疗中暑、中风、昏厥、发热、咽喉肿痛；在四缝穴放血、排黏液可治疗消化不良、疳积等。

2. 挟持点刺法

对针具、医生手部和施针部位消毒后，一手以拇指、食指捏起施针部位的皮肤和肌肉，另一手持针刺入0.5寸深，抽针后挤压施针部位使之出血，之后进行二次消毒。

挟持点刺法常用于在上星、攒竹、印堂等头面部肌肉比较浅薄的部位刺血。

3. 结扎点刺法

结扎点刺法又称为缓刺法，多适用于四肢部位，如腘窝、肘窝处的委中穴、尺泽穴，或是太阳穴等处的浅表静脉，可以治疗中暑、急性腰扭伤、急性淋巴管炎等。

操作时，先用橡皮带结扎施针部位的近心端，对针具、医生手部和施针部位消毒后，一手持针刺入，随即抽针，使其少量出血，也可以轻轻挤压排出更多瘀血。待出血自行停止后，松开带子并对施针处进行二次消毒。

● 散刺法 ●

散刺法又称为"围刺法"或者"丛刺法"，是针对病变周围进行点刺的一种方法。具体操作方法是：对针具、医生手部和施针部位消毒后，用三棱针围绕病灶周围点刺数针，然后轻轻挤压点刺部位，或施火罐吸拔, 使患处恶血尽出, 以消除水肿或瘀血, 达到通经活络、活血化瘀的目的。散刺法多适用于局部肿痛、瘀血、顽癣、痈肿、带状疱疹后遗症等。

● 叩刺法 ●

叩刺法又称为密刺法。这一方法由散刺发展而来。操作时, 对针具、医生手部和施针部位消毒后, 用梅花针叩刺或是用三棱针点刺: 一只手握住针柄, 利用手腕的力量均匀、有节奏地弹刺、叩击患处, 叩击至皮肤有血珠为度, 也可以加拔火罐。叩刺法对某些神经性疼痛、局部皮肤麻木、脱发、神经性皮炎等, 有较好的疗效。

● 挑刺法 ●

对针具、医生手部和施针部位消毒后, 用一只手按压施针部位两侧, 使皮肤固定, 另一只手持针, 将施针部位挑破出血, 或深入皮内, 将部分皮肤纤维组织挑出或挑断, 并挤压出血, 之后进行二次消毒, 并敷上无菌纱布, 用胶布固定。

挑刺法相对于其他刺血方法来说, 患者会有明显痛感, 对一些比较敏感的患者, 可先用浓度为 0.5% 的普鲁卡因少许打一皮丘, 再进行挑治。挑刺法适用于头面部、背部、胸部、腹部及肌肉浅薄的部位, 可以治疗目赤肿痛、丹毒、乳痈、痔疮、麦粒肿、痔疮等病。

根据不同病症, 挑刺法选取的部位也有不同, 主要有以下 3 种选点法:

1. 以痛为腧选点法

比如肩周炎, 就是在肩关节处寻找痛点挑刺; 再如甲状腺功能亢进, 则是在甲状腺凸起的部位进行挑刺。

2. 以脊髓神经分布特点选点法

如咽喉肿痛、颈椎病、颈淋巴结

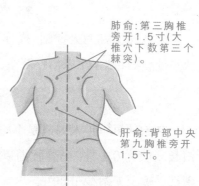

肺俞:第三胸椎旁开1.5寸(大椎穴下数第三个棘突)。

肝俞:背部中央第九胸椎旁开1.5寸。

肿大等，可在颈项部选取点位进行挑刺；再如慢性前列腺炎、肛门痔等，可在腰骶部选取点位进行挑刺。

3. 以器官脏腑的病变选取腧穴法

《黄帝内经·素问·咳论》中有"治脏者治其俞"的说法。意思是：凡是脏腑的疾病都可以通过相关的背腧穴来调治。

背腧穴位于人体脊柱旁开 1.5 寸的纵线上，这条线分布着以十二脏腑命名的 12 个背腧穴，即肺腧、厥阴腧、心腧、肝腧、胆腧、脾腧、胃腧、三焦腧、肾腧、大肠腧、小肠腧、膀胱腧。每个穴位都能直接调治穴位名所对应的脏腑病变或功能。如咳嗽可以取肺腧、肝脏疾病取用肝腧等。病在哪个脏腑，就取用相应的背腧穴。

而且，背腧穴还能通过调理脏腑进而调治相应的所属器官组织的疾病。比如，肺腧不但可以治疗肺脏的疾病，还能治疗皮肤病，因为肺主皮毛。挑刺法正是运用这一原理选取腧穴，调治器官脏腑的病变。

• 针罐法 •

针罐法即刺血＋火罐的治疗方法，此法多用于躯干及四肢近端。

操作时，先以皮肤针或是三棱针刺腧穴或患处，然后拔火罐，留罐时间为 5~10 分钟，待火罐内吸出一定量的血液后起罐。针罐法适用于病灶面积较大的疾病，如神经性皮炎、丹毒、扭挫伤等。

• 火针法 •

火针法又称为火针刺。操作时，将特制的粗针烧红后，刺入腧穴或患处。火针法多用来治疗寒痹、疔毒等疾病。

• 割治法 •

割治法是以手术刀或是小眉刀切割腧穴皮肤、黏膜或小静脉，切口长一般为 0.1 寸，小静脉则以割破 1/3 为度，使其适量出血。然后消毒并敷上无菌纱布即可。

▍适应证及禁忌证

无论是古代大医还是现代临床，在采用刺血疗法时都会十分明确它的适应证和禁忌证。会根据患者的病情、体质、特殊情况以及刺血部位灵活治疗，避免发生医疗意外。

● 适应证 ●

临床实践证明，凡是热证、实证、瘀血、疼痛、经络瘀滞等，都可以采用刺血疗法，如局部肿胀、咽喉肿痛、肢端麻木、牙龈肿痛、头痛、痛经、腰痛、发热、风疹块、痤疮、疮疡等。具体可以参考以下内容。

1.内科疾病

胃炎、胃溃疡、肺炎、高血压病、气管炎、支气管哮喘、脑血管意外后遗症、慢性肾炎、各种类型的头痛、胆囊炎、胆石症、神经衰弱症、多发性神经炎等。

2.外科疾病

肩关节周围炎症、坐骨神经痛、带状疱疹、颈椎病、急性乳腺炎、梨状肌综合征、急性阑尾炎、疮疡、疖肿、血栓闭塞性脉管炎、虫蛇咬伤、前列腺炎、跌打损伤等。

3.妇科疾病

妊娠呕吐、带下病、产后尿潴留、乳汁不足、不孕症、月经不调等。

4.儿科疾病

小儿麻痹后遗症、癫痫、小儿惊厥、高热、急性吐泻、遗尿、皮疹、脑炎后遗症、疳积、泄泻、流行性腮腺炎、夜啼等。

5.五官科疾病

麦粒肿、内耳眩晕症、急性结膜炎、角膜炎、鼻炎、耳聋耳鸣、扁桃体炎等。

● 禁忌证 ●

对于刺血疗法的禁忌证，《黄帝内经》中有非常明确的阐述："大脉不可刺。"这里的"大脉"即大动脉；还有"五夺不可泻"的训诚。"五夺"是指身体严重脱失,即大出血、形肉脱、大汗出、产后血崩、大泄,这五种情况下不可以采用刺血疗法。

另外,病人在情绪激烈时,如大怒、大惊,或是处于大渴、大饥、大劳、刚刚吃饱等情况时,也不能用刺血疗法。要待情况缓解后方可施术治疗。

现代中医学中,刺血疗法的禁忌证还包括:

(1)患者有严重贫血、严重低血压的情况。

(2)患有血液病、出血后不易止血的情况,如血友病、血小板减少性紫癜等凝血机制障碍者。

(3)孕妇及习惯性流产者。

(4)月经期间应慎刺或禁止刺血。

(5)皮肤有溃疡、感染、瘢痕的患者,不可以直接在患处施针,而要在周围取穴治疗。

(6)有严重下肢静脉曲张者,禁止施针,或是谨慎选取边缘小静脉,并严格控制出血量。

(7)有严重传染病或是心、肝、肾功能严重受损的患者,禁止施针。

(8)动脉与深层大静脉、不明原因的肿块,禁刺。

(9)患处邻近部位有重要脏器的,禁止深刺。

• 操作注意事项 •

即便是刺血治疗的适应证,医生也要注意在具体操作时做好以下工作。

(1)建立良好的医患关系,施针前向患者做好解释工作,消除患者的紧张情绪或精神顾虑,取得患者的密切配合。

(2)针具及施针部位、医生的手及手腕要严格消毒,严防感染。

(3)采取适宜的治疗体位,尽量做到既便于治疗操作又要兼顾患者是否舒适。

（4）密切观察患者的反应，有异常情况要及时、适当处置。

（5）掌握好刺血的进度和次数，避免损伤人体正气。

▌常见反应及处理方法

按照正规方法操作的刺血疗法一般不会有不良反应，更不会有危险。但凡事都有例外。比如，如果病人精神过于紧张，或是刺血疗法的初学者，技术不够熟练，也会引发异常情况。

这就要求医生在施针时一定要密切观察病人，一旦有异常情况，比如患者晕针、患处有血肿、动脉出血、皮肤感染等情况时，医生要及时进行妥善处置。

● 晕针 ●

晕针，是指患者在刺血过程中晕厥，是一种突发而短暂的、完全性的意识丧失，主要表现为：患者突然头晕目眩、面色苍白、多汗、心慌、四肢发冷、恶心欲吐、血压下降、脉象沉细，甚至瞳孔散大、呼吸减弱、发生昏迷、晕倒在地、嘴唇和指甲青紫，二便失禁……

导致晕针的主要原因可能是：患者精神高度紧张；体质虚弱、饥饿、疲劳、大汗、大泻、大出血之后；施针时体位不当；医生手法过重等。

妥当处置：患者晕针时要立即停针，让其平卧休息，适当喝温开水；对于严重晕针的患者，可艾灸百会穴，或者针刺人中、合谷、足三里。

轻微的晕针可静待患者意识自行恢复，一般也不会留有后遗症，但注意防止患者在意识丧失的情况下无意识地伤害自身或伤及他人。

预防：施针前要向患者做好解释，建立良好的医患关系，消除患者的紧张情绪。

● 晕血 ●

晕血，是指患者因见到血液而晕厥，主要表现：头晕目眩、心悸、恶心、面色苍白、四肢厥冷、出冷汗、血压降低、脉搏细弱, 甚至意识丧失。

导致晕血的主要原因: 患者精神过度紧张, 患者身体过于虚弱, 体位不当, 患者饥饿、疲劳或大渴。

妥善处置: 立即停针, 让患者平卧休息, 适当喝温开水或糖水, 待其自行恢复。严重晕血的患者, 可针刺其人中、内关、足三里、素髎, 或者艾灸百会、关元、气海等穴。

预防: 对于精神过度紧张、身体虚弱的患者, 要在施针前做好解释, 消除患者的顾虑, 同时和患者协商舒适持久的体位。初次就医的患者, 选取的穴位要尽量少, 施针手法要轻。最重要的是, 不要让患者直视刺血过程。对于饥饿、疲劳、大渴的患者, 要让他先进食、休息、饮水后再进行治疗。在操作过程中, 医生一定要随时观察、询问病人的感受, 如有不适, 可尽早处理, 防患于未然。

● 皮下瘀血 ●

皮下瘀血, 主要是因为刺血后, 血液未能充分溢出, 或血液渗入皮下造成的。其主要表现: 瘀血处的皮肤呈青紫色, 表面有微微隆起并伴有疼痛。

主要原因: 针具弯曲有钩, 导致施针处皮肤受损, 或刺伤血管。还有一种可能是针口闭塞, 血液无法充分溢出使瘀血积蓄。拔罐时间过长也会引发皮下瘀血。

妥善处置: 如仅仅是皮下血肿, 可用消过毒的干棉球轻轻按压几分钟, 血肿便可减轻或消散; 如果血液渗于皮下, 可在刺血4~5小时后进行热敷, 或涂云南白药、红花油等。

预防: 在施针过程中, 医生要随时观察施针部位的变化, 出现血肿时, 可加刺几针, 或用火罐增大吸拔力, 使血液充分溢出; 另外, 点刺时要掌握好深度, 不要刺入太深, 以免刺破血管下壁, 导致血液渗入皮下, 造成瘀血。

● 误刺动脉、静脉 ●

误刺动脉、静脉，是指在操作过程中，因操作失误刺破皮下动脉、静脉，造成大量出血的情况。

主要表现：刺破动脉导致出血，血液呈鲜红色，出血量多、速度快，伴有搏动，这种情况危险性比较大，要由专业的医生进行处置；刺破静脉导致出血，血液呈暗红色，血液流速相对较慢。

妥善处置：轻微的动脉出血，可用手指按压血管近心端止血，当这种方法无效时，可用止血带扎紧出血部位的近心端进行止血。轻微的静脉出血，也可采用指压止血法，如仍无法止血，可用消毒的敷料压住伤口并扎紧。

预防：误刺动脉、静脉，多半是因为施针者技术不够娴熟导致，新手医生一定要在师傅指导下操作。

● 感染 ●

感染，是指刺血后，患者的施针部位因病毒、细菌、真菌侵入，引发局部组织或是全身性炎症反应。其主要表现：刺血几天后，施针部位出现红、肿、热、痛，甚至局部化脓；严重的会伴有发热、头痛、恶寒、神疲乏力等全身症状。

主要原因：多因操作时消毒不严格。

妥善处置：若感染只限于局部，可用双氧水清洗，再涂以碘伏，或者用清热解毒的中药熏洗，再敷以消毒敷料；若出现全身症状，最好到医院就医。

预防：施针前要对针具、患者皮肤、施针者的手及手腕进行严格消毒；操作结束后，要对施针部位做好二次消毒，用酒精棉球擦拭、敷盖消毒纱布。另外，要叮嘱患者此后两三天内保持患处干燥，不要沾水，更不要触碰不干净物品。

第二章　常用刺血经穴

刺血疗法经常选取的经络主要有14个，分别是：手太阴肺经、手阳明大肠经、足阳明胃经、足太阴脾经、手少阴心经、手太阳小肠经、足太阳膀胱经、足少阴肾经、手厥阴心包络经、手少阳三焦经、足少阳胆经、足厥阴肝经、督脉、任脉。

刺血时，医生会根据患者情况，结合各经络穴位和各经络气血流注规律，进行辨证施治。

▌手太阴肺经常用刺血经穴

● 位置及特点 ●

手太阴肺经属肺，分布在人体上肢、胸前、拇指。这一经起于胸部，向下行至腹部，再上行到达颈部，最后向下至拇指。此经的特点是气足而血少。每天凌晨3点到5点是手太阴肺经活跃的时段，人体的气血会流注到肺，再通过肺输送到全身各处。

也正是在这个时候，患有肺病的人会有较为强烈的反应，比如剧烈咳嗽或哮喘；患有过敏性鼻炎的，也容易在这个时候发作。

中医临床发现：当手太阴肺经受到外邪侵袭时，病人可能会有以下症状：咳嗽、胸部闷胀、呼吸急促、气短口渴、心慌意乱、上臂内侧前缘疼痛、手掌心发热，严重的会视物模糊不清。

● 手太阴肺经歌谣 ●

一手太阴是肺经, 臂内拇侧上下循。

中府乳上数三肋, 云门锁骨窝里寻。

二穴相差隔一肋, 距腹中行六寸平。

天府腋下三寸取, 侠白肘上五寸擒。

尺泽肘中横纹处, 孔最腕上七寸凭。

列缺交叉食指尽, 经渠寸口动脉行。

太渊掌后纹头是, 鱼际节后散脉索。

少商穴在大指内, 去指甲角韭叶明。

● 重要穴位及应用 ●

1. 中府穴、云门穴

取穴: 将上臂外展平举, 肩关节和锁骨夹角处会出现两个凹窝, 上面的凹窝为云门穴, 云门穴向下 1 寸为中府穴。

主治: 中府穴有宣肺理气、通络止痛的功效; 云门穴有止咳平喘、宣肺理气、舒筋活络的功效。刺血中府穴和云门穴可宣肺、泻热、镇痛, 治疗气喘胸满、喉痹、肩背痛、咳逆上气、胁痛。

操作: 严格的常规消毒后, 以梅花针点刺, 之后用火罐拔吸 2 分钟, 以皮肤微微发红为宜。

2. 天府穴、侠白穴

取穴: 手臂平举向前, 低头, 鼻尖触及的上臂内侧就是天府穴。天府穴向下一横指处即侠白穴。

主治: 天府穴有缓解支气管炎、喘息、咳嗽、鼻衄、上臂前外侧痛、瘿气等功效。侠白穴有缓解咳嗽、心痛、气喘、烦满、肋间神经痛、干呕等功效。

操作: 严格的常规消毒后, 用梅花针弹刺天府穴、侠白穴, 见血为宜。

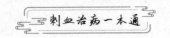

3. 尺泽穴

取穴：采取正坐位，手掌向上伸臂微屈肘，在手肘处，手臂内侧中央有粗腱，腱的外侧即尺泽穴。

主治：尺泽穴有散热祛寒的功效，可以治疗手臂不举、四肢肿胀、汗出中风、心烦气短、腰背强痛、小儿慢惊风等症。

操作：严格的常规消毒后，用手指从中府穴循肺经推至尺泽穴5次，之后用三棱针点刺尺泽穴至微微出血。

4. 列缺穴

取穴：两手虎口交叉，一手食指指尖压在另一手的桡骨茎突上，仔细摸会发现一个明显的骨缝，稍微用力按会有酸疼感，这个位置就是列缺穴。

主治：列缺穴有通经络、散寒热的作用，可以用来治疗手腕扭伤或无力、半身不遂、肩痹、四肢肿胀、牙疼、口面㖞斜、胸背寒栗等症。

操作：严格的常规消毒后，用手指从孔最穴（一只手手臂前伸，手掌向上，另一只手握住前伸手臂的中段，拇指下压即孔最穴）循肺经轻揉至列缺穴，以梅花针轻轻叩击列缺穴，挤压列缺穴至微微出血或穴位处的皮肤微微发红为宜。

5. 太渊穴

取穴：大拇指根部的凸起处，以食指搭在凸起处会感到有脉搏在跳动，即太渊穴所在的位置。

主治：太渊穴有清肺、活络、止痛的功效，可以治疗半身不遂、手腕扭伤、肩背寒痛、呕吐、心痛、烦闷不得眠、咳嗽、咳血呕血。

操作：严格的常规消毒后，揉按太渊穴直至皮肤发红，然后以梅花针轻轻叩击太渊穴，用手指挤至微微出血。

6. 少商穴

取穴：少商穴是肺经最末端的穴位，位于拇指指甲根角外侧上方0.1寸处。

主治：少商穴有泻脏热、调气血的功效，刺血少商穴可以治疗霍乱、喉痹、四肢麻木、昏厥、腹满、手挛指痛、小儿惊风。

操作：严格的常规消毒后，用三棱针点刺，挤压放血 5 滴左右，反复几次。

7. 鱼际穴

取穴：手掌向上，第 1 掌关节后、第 1 掌骨中点，大鱼际肌隆起的边缘。

主治：鱼际穴有宣肺、清热、散寒的功效，刺血鱼际穴可以治疗恶风寒、虚热证、身热头痛、腹痛、目眩、溺血呕血、小儿脾胃疾患。

操作：严格的常规消毒后，用手指从少商穴循肺经推至太渊穴 5 次，之后以细三棱针斜刺、浅刺鱼际穴，微微出血后即可。

手阳明大肠经常用刺血经穴

● 位置及特点 ●

手阳明大肠经分布在食指、上肢、肩、颈、颊、鼻，起始于食指偏向大拇指的尖端，沿食指上行，经合谷穴进入腕上的阳溪穴，而后上行，沿前臂上缘肘外侧、上臂外侧向上至肩，从肩胛骨、锁骨向上至大椎穴，再向下注入缺盆，最终归属于大肠。

手阳明大肠经的支脉从缺盆出，经颊部，分成两脉入下齿龈再绕至上唇，在人中穴交会，而后左脉向右、右脉向左，分别上挟于鼻孔两侧，和足阳明胃经相连。此经特点是气血俱多，每天早上 5 点到 7 点，气血流注手阳明大肠经，此时起

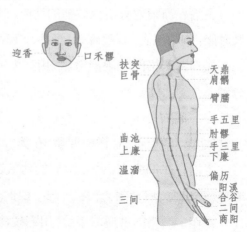

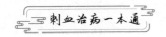

床很容易排便。

手阳明大肠经受邪时会引发牙痛、颈部肿大、津液不足等疾病。

● 手阳明大肠经歌谣 ●

二手阳明属大肠，臂前外侧须审量。

商阳食指内侧取，二间握拳节前方。

三间握拳节后取，合谷虎口歧骨当。

阳溪腕上两筋肉，偏历腕上三寸量。

温溜腕后上五寸，池前四寸下廉乡。

池下三寸上廉穴，三里池下二寸长。

曲池屈肘纹头是，肘髎大骨外廉旁。

肘上三寸寻五里，臂臑髃下胭端详。

肩髃肩峰举臂取，巨骨肩尖骨陷藏。

天鼎扶下一寸取，扶突鼎上结喉旁。

禾髎水沟旁半寸，鼻旁五分是迎香。

● 重要穴位及应用 ●

1. 商阳穴

取穴：商阳穴位于食指指甲靠拇指侧的末端。

主治：商阳穴有清热散寒的功能，刺血商阳穴可以治疗喘咳、四肢肿胀、胸中气满、耳鸣耳聋、牙疼、口舌生疮、恶寒、昏厥。

操作：严格的常规消毒后，用三棱针点刺出血后，掐揉此穴位1分钟。

2. 二间穴

取穴：位于手部。微微握拳，在第二掌指关节前、桡侧凹陷处。

主治：二间穴有泻热、镇痛的功效。刺血二间穴可以治疗颌肿、喉痹、鼻出血、肩背痛、牙疼、口干、积食、发热。

操作：严格的常规消毒后，用三棱针点刺出血。

3. 三间穴

取穴：微微握拳，第二掌指关节后缘凹陷处即三间穴。

主治：三间穴有除热散寒的功效。刺血三间穴可以治疗牙痛、喉痹、肠鸣腹泻、寒证。

操作：严格的常规消毒后，以梅花针叩刺至微微出血。

4. 合谷穴

取穴：左手拇指、食指90°伸展，以右手拇指第一关节横纹压在左手虎口上，右手拇指指尖点到的位置就是左手的合谷穴。

主治：合谷穴有泻脏热、调阴阳的功效，刺血合谷穴可以治疗头痛项强、发热恶寒、寒热证、血肿、目视不明、耳聋、瘫痪、喉痹、牙疼。

操作：首先进行严格的常规消毒，对于病情严重的患者，可用三棱针点刺合谷穴出血按压1分钟；病情较轻的患者，点揉合谷穴半分钟后以梅花针刺血。

5. 上廉穴

取穴：伸臂俯掌，前臂背面桡侧，肘横纹下3寸即为上廉穴。

主治：上廉穴有清热、止痛的功效，刺血上廉穴可以治疗小便黄赤、胸痛、肠鸣、半身不遂、脑风头痛。

操作：严格的常规消毒后，用三棱针刺出血。

6. 曲池穴

取穴：弯曲手肘成直角，肘弯横纹的尽头就是曲池穴。

主治：曲池穴有舒筋活络、祛风清热的功效。刺血曲池穴可以治疗偏风、半身不遂、手臂红肿、喉痹、臂肩疼痛、胸中烦满、风痹、经痛。

操作：严格的常规消毒后，用手指顺时针方向旋揉曲池穴50次，然后用三棱针点刺曲池穴直至出血。

7. 肩髃穴

取穴：屈肘外展，肩峰外侧缘前后端有一个较深的凹陷处，就是肩髃穴。

主治：肩髃穴有泄热、祛风的功效。刺血肩髃穴可以治疗中风、风瘫、手足不遂、半身不遂、肩臂疼痛无力。

操作：首先进行严格的常规消毒，病情较重的情况下，可用三棱针点刺肩髃穴放血；病情较轻的情况下，可用梅花针叩刺皮肤直到发红为宜。

8. 迎香穴

取穴：中指和食指并拢，中指指尖紧贴鼻翼，此时，食指指尖所在的位置就是迎香穴。

主治：迎香穴有祛风、消肿、通窍的功效。刺血迎香穴可以治疗偏风口㖞、口唇肿痛、眼暴赤肿。

操作：严格的常规消毒后，用细三棱针点刺迎香穴直至出血。

▌足阳明胃经常用刺血经穴

● 位置及特点 ●

足阳明胃经主要分布在人体的正面，起始于眼部的承泣穴，向下一直到脚部的厉兑穴。胃经分为两条主线、四条分线，在十二经络中是分支最多的一条经络。胃经主要调治神经系统、消化系统、呼吸系统、循环系统的一些病症，以及头面、咽喉、口、牙、鼻等器官的病症。

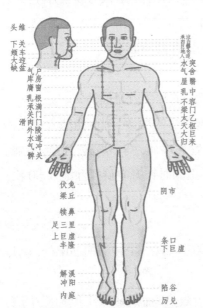

胃经整个络脉气血充盈，每天上午 7 点到 9 点，气血流注于胃经，胃经此时气血最旺盛，在这个时段吃早饭食欲更好，也更容易被身体消化和吸收。

● 足阳明胃经歌谣 ●

三足阳明是胃经, 起于头面向下行。

承泣眼眶边缘下, 四白目下一寸匀。

巨髎鼻旁直瞳子, 地仓吻旁四分零。

大迎颔前寸三陷, 颊车耳下曲颊临。

下关耳前扪动脉, 头维四五傍神庭。

入迎结喉旁寸五, 水突迎下大筋凭。

直下气舍平天突, 缺盆锁骨陷凹寻。

气户锁下一肋上, 相去中行四寸评。

库房屋翳膺窗接, 都隔一肋乳中停。

乳根乳下一肋处, 胸部讫穴君顺明。

不容巨阙旁二寸, 其下承满与梁门。

关门太乙滑肉门, 天枢脐旁二寸平。

外陵大巨水道穴, 归来气冲曲骨临。

诸穴相隔皆一寸, 俱距中行二寸程。

髀关膝上交分取, 伏兔膝上起肉形。

阴市膝上方三寸, 梁丘膝上二寸呈。

膑外下陷是犊鼻, 膝下三寸三里迎。

膝下六寸上巨虚, 膝下八寸条口行。

再下一寸下巨虚, 踝上八寸丰隆盈。

解溪跗上系鞋处, 冲阳跗上五寸明。

陷骨庭后二寸取, 次趾外侧是内庭。

厉兑次趾外甲角, 四十五穴顺记清。

● 重要穴位及应用 ●

1. 头维穴

取穴: 位于头部两侧, 额角发际上 0.5 寸与头正中线旁 5 寸处的交会点。

主治：头维穴有醒脑、镇痛的功效。刺血头维穴可以治疗头疼、目痛、视力模糊、偏风。

操作：严格的常规消毒后，以手指推揉头维穴1分钟，之后用梅花针轻轻叩刺5次左右，以不出血为宜。

2. 下关穴

取穴：位于面部，先找到颧弓，颧弓下方凹陷处即为下关穴。

主治：下关穴有镇痛、消肿的功效。刺血下关穴可以治疗口眼㖞斜、牙关脱臼、偏风、牙龈肿。

操作：严格的常规消毒后，让患者张口、闭口10次，这个过程中用细三棱针点刺下关穴放血。注意：此穴不可深刺！

3. 颊车穴

取穴：下颌角前上方，耳下大约1横指处，咬紧牙关时咬肌隆起的凹窝处，按压有酸胀感。

主治：颊车穴有通经活络的功效。刺血颊车穴可以治疗口眼㖞斜、牙关不开、失音、颌颊肿、牙关疼痛。

操作：严格的常规消毒后，以细三棱针点刺颊车穴出血，然后以手指弹此穴10次。

4. 四白穴

取穴：眼睛直视正前方，此时瞳孔所在位置的直下方、眼眶下凹陷处即四白穴。

主治：四白穴有清热、散风的功效。刺血四白穴可以治疗目赤痛、目痒、目翳、口眼㖞斜。

操作：严格的常规消毒后，用细三棱针点刺放血。

5. 地仓穴

取穴：位于两唇角外侧。

主治：地仓穴有祛风、止痛的功效。刺血地仓穴可以治疗闭目困难、脚肿、失音、牙疼、晚上视力模糊。

操作：严格的常规消毒后，用三棱针点刺地仓出血。注意：病灶在左，点刺右边的地仓穴；病灶在右，点刺左边的地仓穴。

6. 气户穴

取穴：位于锁骨下缘、前正中线旁开 5 寸处。

主治：刺血气户穴可以治疗咳嗽、哮喘、呃逆、胸胁胀满、吐血。

操作：严格的常规消毒后，以梅花针刺气户穴至微微出血，然后用火罐拔吸 1 分钟。

7. 乳根穴

取穴：乳头正下方 1 个肋间隙，按压有酸胀感。

主治：乳根穴有散寒、宣肺、镇痛的功效。刺血乳根穴可以治疗胸痛嗳气、胸下满闷、噎病、乳痈、乳痛、咳逆、四肢厥冷。

操作：严格的常规消毒后，用三棱针点刺出血。

8. 天枢穴

取穴：位于腹部，与肚脐平齐，距肚脐左右各 2 寸。

主治：天枢穴有健胃、顺气的功效。刺血天枢穴可以治疗泄泻、赤白痢、胀满、水肿、腹胀肠鸣、腹痛、久积冷气、霍乱、血结成块、漏下赤白、月事不调。

操作：严格的常规消毒后，用火罐拔天枢穴 1 分钟至周围皮肤微红，之后用梅花针叩刺天枢穴，再以火罐拔吸至微微出血为宜。

9. 犊鼻穴

取穴：膝盖关节做 90° 弯曲，膝盖髌骨下外侧凹窝处即犊鼻穴。

主治：犊鼻穴有镇痛、活络的功效。刺血犊鼻穴可以治疗膝盖疼痛僵直、难屈膝、脚气。

操作：严格的常规消毒后，先用热水浸洗犊鼻穴 2 分钟，使热力自犊鼻穴透入经络，然后用细三棱针点刺犊鼻穴至出血。

10. 足三里穴

取穴：膝盖骨外侧下方凹陷处向下约 4 指宽即足三里穴。

主治：足三里穴有调阴阳、补气血、健脾胃的功效。刺血足三里穴可以治疗胃中寒、脏气虚损、心腹胀满、真气不足、肠鸣、大便不通、

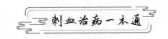
腹痛、膝酸痛。

操作：严格的常规消毒后，以三棱针点刺出血，然后点揉 50 次。

足太阴脾经常用刺血经穴

• 位置及特点 •

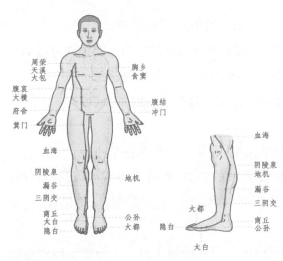

足太阴脾经分布在人体胸腹侧位、下肢内前侧、大脚趾内侧，起始于大脚趾末端的隐白穴，沿大脚趾内侧白肉处过大脚趾根节后，再上行至内脚踝前缘，至小腿内侧，然后沿胫骨后缘，与足厥阴肝经交会，再上行过膝、大腿，直达腹内，归为脾脏，与胃腑相连，之后向上贯穿横膈膜至咽喉两侧，与舌根相连，散布在舌下。足太阴脾经还有一支脉，从胃腑分出，上行至膈膜，然后入心，和手少阴心经相接。

足太阴脾经少血多气，每天 9 点到 11 点，气血流注此经。此时是人体最佳的食物营养转化时间，我们可以适量饮水，让脾脏处于最活跃的程度，此时进行一定的运动，可以提振人体阳气，祛除水湿。

足太阴脾经受邪异常时，会出现进食呕吐、舌根僵直、胃脘疼痛、腹内发胀、嗳气、全身发沉等症状。

当脾脏发生病变时，会有心烦气躁、无食欲、胸部作痛、舌根痛、身体沉重活动受限、大小便不通、大便稀溏、全身泛黄、失眠、坐立不安等症状。

● 足太阴脾经歌谣 ●

四是脾经足太阴，下肢内侧向上循。

隐白大趾内甲角，大都节前陷中寻。

太白核骨白肉际，节后一寸公孙明。

商丘踝前陷中线，踝上三寸散阴交。

踝商六寸漏谷是，膝下五寸地机朝。

膝内辅下阴陵泉，血海膝髌上内廉。

箕门鱼腹大筋内，冲门耻骨上边缘。

冲上七分求府舍，再上三寸腹结连。

结上寸三大横穴，适当脐旁四寸骈。

腹哀建里旁四寸，中庭旁六食窦全。

天溪胸乡周荣上，每隔一肋陷中洇。

大包腋下方六寸，上直渊腋三寸悬。

● 重要穴位及应用 ●

1. 隐白穴

取穴：大脚趾甲内侧，趾甲根角处。

主治：隐白穴有祛湿热、散寒邪的功效。刺血隐白穴可以治疗腹胀、黄疸、足趾麻木、暴泄、脚冷、月经不止、小儿慢惊风。

操作：严格的常规消毒后，用三棱针点刺出血。

2. 大都穴

取穴：大脚趾第1跖趾关节的前方、赤白肉际凹陷处。

主治：大都穴有散脾热、止痛的功效。刺血大都穴可以治疗身重骨疼、泄泻、便秘、热病无汗、手足逆冷、烦

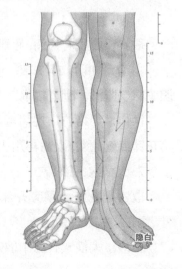

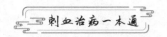

热闷乱、腹满善呕、腰痛、目眩、腹胀胸满、胃病。

操作：严格的常规消毒后，用三棱针点刺出血。

3. 公孙穴

取穴：在足内侧缘，第 1 跖趾关节近端、足弓骨下方凹陷处。

主治：公孙穴有消肿利气的功效。刺血公孙穴可以治疗胃痛、肠鸣、呕吐、腹痛、痢疾、腹胀、泄泻、消化不良、急慢性胃炎、脚气、急慢性肠炎、消化道溃疡、神经性呕吐、精神分裂症。

操作：严格的常规消毒后，以三棱针点刺出血。

4. 商丘穴

取穴：内脚踝前缘直线和内脚踝下缘横线的交会点即商丘穴。

主治：商丘穴有补虚、清热的功效。刺血商丘穴可以治疗腹胀、肠鸣、气逆、脾虚、痔疾、小儿慢惊风。

治法：严格的常规消毒后，用三棱针点刺出血。

5. 三阴交穴

取穴：位于小腿内侧，内脚踝尖正上方 4 指宽的凹陷处。

主治：三阴交穴有健脾、行气、滋阴的功效。刺血三阴交穴可以治疗心腹胀满、脾胃虚弱、胁痛身重、疝气、阴茎痛、小腹痛、遗溺、梦遗。

操作：严格的常规消毒后，用三棱针点刺出血。

6. 冲门穴

取穴：腹股沟外侧，距耻骨联合上缘中点 4 寸左右。

主治：冲门穴有祛寒、止痛的功效。刺血冲门穴可以治疗阴疝、腹中寒气胀满、下肢酸痛。

操作：严格的常规消毒后，先用火罐拔吸冲门穴 1 分钟，然后用梅花针点刺此穴，之后再用火罐拔吸出血。

7. 大横穴、腹哀穴

取穴：肚脐水平旁开 4 寸即大横穴；腹哀穴在腹侧，肚脐上 1 寸、距正中线 4 寸。

主治：大横穴有温中散寒、调理肠胃的功效。刺血大横穴可以治疗腹痛、便秘、泄泻、肠蛔虫、痢疾。腹哀穴有健脾、和胃、理气调肠的功效。刺血腹哀穴可以治疗腹中疼痛、大便脓血、消化不良、泻痢、便秘、胃痉挛、胃及十二指肠溃疡、细菌性痢疾、胃酸过多或减少等。

操作：严格的常规消毒后，用火罐拔吸大横穴、腹哀穴2分钟，然后用梅花针点刺两穴，再由大横穴向腹哀穴走罐，吸至出血为宜。

8. 胸乡穴

取穴：胸外侧，第3肋间隙、距前正中线旁开6寸。

主治：胸乡穴有宣肺顺气的功效。刺血胸乡穴可以治疗胸胁胀满、胸背痛、气满不舒。

操作：严格的常规消毒后，用梅花针点刺胸乡穴5次，以手指提拿胸乡穴附近皮肤5次或以火罐拔吸此穴。

9. 大包穴

取穴：在胸外侧、腋中线上，第6肋间隙。

主治：大包穴有宣肺理气、宽胸益脾的功效。刺血大包穴可以治疗胸膜炎、支气管哮喘、肋间神经痛、胸闷、哮喘、心内膜炎、胸胁痛、全身疼痛、呼吸系统疾病、四肢无力。

操作：严格的常规消毒后，用火罐拔吸大包穴1分钟，然后用梅花针点刺此穴，再以火罐拔吸出血。此穴严禁深刺，避免刺伤肺脏！

手少阴心经常用刺血经穴

● 位置及特点 ●

手少阴心经分布于人体腋下、上肢掌侧的尺侧缘以及小指的桡侧端。此经络起始穴为腋下的极泉穴，终止穴为小手指处的少冲穴。

脉络起于心脏，向下穿过横膈膜；另一支脉从心系的脉络向上，沿咽喉两侧挟行，与眼睛内连络于脑的脉络相连；另有支脉由心脏出上行至肺，再由腋下出，沿臂内侧后缘至手太阴经及手厥阴经后面，

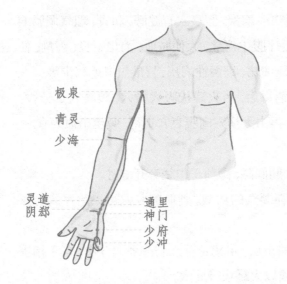

再至肘内，之后沿前臂内侧后缘至掌后小指内侧高骨端，入手掌内侧后缘，再沿小拇指内侧到达小指的前端，与手太阳小肠经相接。

手少阴心经受邪异常时，人体会出现头痛、喉咙干燥、口渴难忍的症状。手少阴心经上的多个腧穴主治由心脏引发的病变，如胁肋作痛、上下臂内侧后缘疼痛、掌心发热、灼痛等。手少阴心经多气少血，每天11点至13点，气血流注此经。此时正值午间休息时间，如能小憩一会儿，会起到养心安神的效果。

● 手少阴心经歌谣 ●

五是心经手少阴，极泉腋窝动脉牵。

青灵肘上三寸览，少海肘后五分连。

灵道长后一寸半，通里腕后一寸间。

阴郄去腕五分是，神门锐骨端内缘。

少府小指本节后，少冲小指内侧边。

● 重要穴位及应用 ●

1. 极泉穴

取穴：位于腋窝顶点。

主治：极泉穴有醒神镇痛的功效。刺血极泉穴可以治疗臂肘厥寒、心痛干呕、烦渴、目黄、胁满痛、悲愁不乐。

操作：严格的常规消毒后，用指弹拨此穴20次，之后提拿此穴，再以三棱针点刺放血。注意，此穴不可深刺！

2. 少海穴

取穴：弯曲肘部，肘横纹内侧端与肱骨内上髁连线的中点即少海穴。

主治：少海穴有益心安神、理气通络、降浊升清的功效。刺血少海穴可以治疗神经衰弱、头痛、眩晕、精神分裂症、三叉神经痛、尺神经麻痹、肋间神经痛、胸膜炎、肺结核、前臂麻木、落枕、肘关节周围软组织疾病、下肢痿痹、心绞痛、淋巴结炎、疔疮。

操作：严格的常规消毒后，用梅花针点刺此穴，再以火罐拔吸 1 分钟，以穴位周围皮肤发红为宜。

3. 神门穴

取穴：掌心向上，神门穴位于腕骨后缘、掌后第 1 横纹上。

主治：神门穴有补益心气、宁心安神的功效。刺血神门穴可以治疗心烦、惊悸、心绞痛、目黄、健忘、怔忡、胁痛、失眠、神经衰弱、癔病、精神分裂症。

操作：严格的常规消毒后，用三棱针点刺出血。

4. 少冲穴

取穴：少冲穴位于小拇指指甲下缘，靠近无名指一侧的边缘、小拇指指甲根角侧上方 0.1 寸处。

主治：少冲穴有醒神开窍、泻热息风、理血通经的功效。刺血少冲穴可以治疗心痛、心悸、昏迷、胸胁痛、喉咙疼痛。

操作：严格的常规消毒后，用三棱针浅刺此穴 0.1 寸或点刺出血。

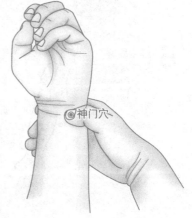

5. 灵道穴

取穴：掌心向上握拳，沿小拇指侧肌腱的内侧缘、腕横纹向上 2 横指处即灵道穴。

主治：灵道穴有清热利窍、宁心

安神、舒筋活络的功效。刺血灵道穴可以治疗心悸、心痛、手指麻木、心内膜炎、肘臂挛痛、精神分裂症、癔病、神经性呕吐、肘关节炎、尺神经麻痹或疼痛。

操作：严格的常规消毒后，用三棱针直刺。

6. 少府穴

取穴：位于手掌上第4、第5掌骨之间，握拳时，小拇指指尖与掌心横纹处即为少府穴。

主治：少府穴有清心泻热、行气活血的功效。刺血清少府穴，可以治疗心脏病、心律不齐、肋骨神经痛、胸痛、心悸、小便不利、遗尿等。

操作：严格的常规消毒后，用三棱针直刺。

手太阳小肠经常用刺血经穴

● 位置及特点 ●

手太阳小肠经分布在人体手部的小拇指、上肢、肩后、肩胛、颈部、面部、外眼角、耳中、内眼角。小肠经的经脉始于人体小拇指外侧末端的少泽穴，沿手外侧后缘向上至手腕，从腕后小拇指侧缘高骨出，沿前臂尺骨下缘上行，至肘后内侧两筋之间，再沿上臂外侧后缘

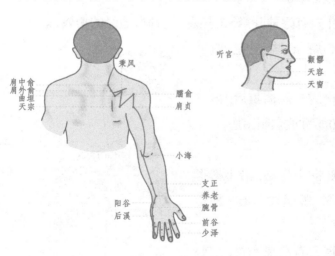

至肩后骨缝处, 通过肩胛部至肩上然后进入缺盆后深入体内与心脏相联络。此后, 沿食管下行贯穿横膈至胃部, 再下行联络小肠腑。

小肠经还有一条支脉, 从缺盆出沿颈部上行至颊部再至外眼角, 然后从外眼角斜下入耳内; 小肠经的另一条支脉则从颊部出至眼眶下方, 再至鼻部, 再至内眼角, 最后从内眼角向外斜行至颧骨, 和足太阳膀胱经相接。

手太阳小肠经的脉气受邪异常时, 人体就会出现以下症状: 下巴发肿, 咽喉疼痛, 颈项僵硬、无法转头, 肩部和上臂紧张疼痛。

小肠经的特点是多气少血, 每天 13 点到 15 点气血流注此经, 此时的小肠经对人体的营养进行调整: 把水液归于膀胱, 把糟粕送入大肠, 把精华上输于脾。此时适当喝水, 有利于小肠排毒降火。

● 手太阳小肠经歌谣 ●

六经小肠手太阳, 臂外后缘尺侧详。

少泽小指外甲角, 前谷泽后结前扬。

后溪握拳节后取, 腕骨腕前骨陷当。

阳谷锐骨下陷取, 养老转手踝空藏。

支正腕后上五寸, 小海肘内纹头裹。

肩贞胛下两骨解, 臑俞臑后骨下方。

天宗大骨下陷取, 秉风胛上骨边量。

曲垣胛上曲胛陷, 陶道傍三外俞章。

大椎旁二中俞穴, 天窗扶后大筋厢。

天容耳下曲颊后, 颧髎面鸠下廉乡。

听宫二穴归何处, 耳小瓣前陷中央。

● 重要穴位及应用 ●

1. 少泽穴

取穴: 在手部的小拇指末节, 指甲根角侧上方 0.1 寸处。

主治: 少泽穴有泻寒热、散瘀利窍的功效。刺血少泽穴可以治疗喉痹舌强、口干心烦、臂痛、咳嗽、颈项强直、头痛, 此穴还有通乳的作用, 是治疗产妇少乳的特效穴位。

操作: 严格的常规消毒后, 用三棱针点刺出血。

2. 前谷穴

取穴: 掌心向上握拳, 在小拇指指关节, 即第 5 掌指关节前有凸起, 其尖端即前谷穴。

主治: 前谷穴有疏肝清心、安神定志、明目聪耳的功效。刺血前谷穴可以治疗热病无汗、发热、头疼、眼睛疼、耳鸣、颈项肿胀、喉痹、产妇无乳。

操作: 严格的常规消毒后, 用三棱针点刺出血。

3. 后溪穴、腕骨穴、阳谷穴

取穴: 后溪穴在手内侧, 第 5 指掌关节后尺侧的近端掌横纹头手心与手背交界的凹陷处; 腕骨穴在手腕的后内侧, 第 5 掌骨底部和三角骨之间、手心与手背交界的凹陷处; 阳谷穴在腕后横纹尺侧端, 尺骨茎突与三角骨之间的凹陷处。

主治: 后溪穴有散风舒筋、清心解郁的作用。刺血后溪穴可治疗头和脖子强直疼痛、腰背痛、手指和肘臂挛痛、耳聋、目眩、目赤、咽喉肿痛等病症。腕骨穴有增液止渴、利胆退黄的功效。刺血腕骨穴可以治疗手指痉挛、手腕疼痛、头和脖子强直疼痛、目翳、热病、黄疸、疟疾等病症。阳谷穴有生发阳气、清心明目、舒筋通络的功效。刺血阳谷穴可治疗耳聋、耳鸣、头痛、脖子肿等病症。

操作: 严格的常规消毒后, 手指按压揉捏后溪、腕骨、阳谷三穴 2 分钟, 以梅花针叩刺三穴, 两指拿提三穴至微微出血为宜。

4. 小海穴

取穴: 小海穴位于肘后区, 处于尺骨鹰嘴和肱骨内上髁之间的凹陷处。

主治: 小海穴有清热祛风、疏肝安神的作用。刺血小海穴可以治疗尺神经疼痛、麻痹、精神分裂症、舞蹈病、肩背痛、齿龈炎等。

操作：严格的常规消毒后，用三棱针点刺出血。注：此穴不可深刺！

5.肩贞穴

取穴：肩贞穴处于肩胛区，位于肩关节后下方、腋后纹头上1寸处。

主治：肩贞穴有舒筋利节、祛风通络的功效。刺血肩贞穴可以治疗耳聋、耳鸣、牙疼、肩胛疼痛、手臂不能上举、上肢麻木、肩关节周围炎等。

操作：严格的常规消毒后，用三棱针点刺出血。注意针法，由下向上斜刺。

6.臑俞穴

取穴：臑俞穴处于肩胛区，位于腋后纹头直上、肩胛冈下缘凹陷处。

主治：臑俞穴有舒经活血、消肿止痛的作用。刺血臑俞穴可以治疗手臂酸软无力、肩痛、寒热肿痛。

操作：严格的常规消毒后，以火罐拔吸臑俞穴2分钟后以梅花针叩刺，再以火罐拔吸1分钟，后用手指点按此穴数十次。

▌足太阳膀胱经常用刺血经穴

● 位置及特点 ●

足太阳膀胱经是人体最大的排毒通道，它主要分布在人体的头后部、背部脊柱两侧、下肢后外侧、小脚趾末端。

膀胱经起始于内眼角的睛明穴，向上至额头、头顶。膀胱经有四条支脉。一条支脉从头顶分出下行至耳朵上方；第二条支脉从头顶入脑内至颈部，再沿肩胛骨内侧至脊柱，向下至腰部，再从脊柱旁进入肾脏；第三条支脉向下过臀入腘窝；第四条支脉过肩胛骨内里向下过臀，沿大腿后外侧，在腘窝处和腰部下行的支脉汇合，之后向

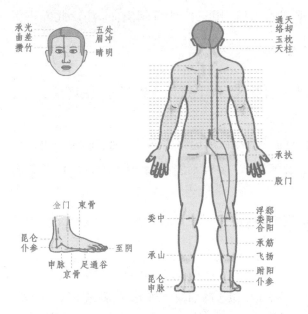

下通过腓肠肌入外踝后侧，沿第5跖骨至小脚趾外侧端，和足少阴肾经相接。

膀胱经多血少气，在每天的15点到17点气血最旺，此时按摩膀胱经，可以疏通气血，起到非常好的保健作用。而且，此时

进行适当活动，有助于体内津液循环。

● 足太阳膀胱经歌谣 ●

七足太阳膀胱经，目内眦角是睛明。

眉头陷中攒竹取，眉冲直上旁神庭。

曲差庭旁一寸半，五处直后上星平。

承光通天络却穴，后行俱是寸半程。

玉枕脑户旁寸三，入发三寸枕骨凭。

天柱项后大筋外，在下脊旁寸半循。

第一大杼二风门，三椎肺腧四厥阴。

心五督六膈俞七，九肝十胆仔细寻。

十一脾俞十二胃，十三三焦十四肾。

气海十五大肠六，七八关元小肠分。

十九膀胱廿中膂，廿一椎旁白环生。

上次中下四髎穴，荐骨两旁骨陷盈。

尾骨之旁会阳穴，第二侧线再细详。

以下夹脊开三寸, 二三附分魄户当。

四椎膏盲神堂五, 六噫嘻七膈关藏。

第九魂门阳纲十, 十一意舍二胃仓。

十三盲门四志室, 十九胞盲廿秩边。

承扶臀下横纹取, 殷门股后肌中央。

委阳腘窝沿外侧, 浮郄委阳一寸上。

委中膝腘纹中处, 纹下二寸寻合阳。

承筋合下腓肠中, 承山腨下分肉藏。

飞扬外踝上七寸, 跗阳踝上三寸量。

昆仑外踝骨后陷, 仆参跟下骨陷方。

踝下五分申脉是, 踝前骰陷金门乡。

大骨外侧寻京骨, 小趾本节束骨良。

通谷节前陷中好, 至阴小趾爪角巧。

六十七穴分三段, 头后中外次第找。

● 重要穴位及应用 ●

1. 睛明穴

取穴: 位于眼部, 内眼角上方凹陷处即睛明穴。

主治: 睛明穴具有祛风通络、清热明目的作用。刺血睛明穴可以治疗偏头痛、迎风流泪、近视、眼睛疲劳、眼翳、散光、急慢性结膜炎、老花眼, 还可以缓解眼睛干涩、红肿的症状, 治疗急性腰扭伤。

操作: 刺血睛明穴风险非常高。因为此穴离眼球近, 穴位周围视神经丰富、血管众多, 操作不当会损伤眼球或视神经、损伤血管引发血肿。所以, 操作时要特别注意以下几点: 要进行更为严格的常规消毒, 下针前一定要用手指固定眼球, 针刺不可过深; 不能使用提插行针法, 以防伤到血管; 针刺结束后, 要注意按压睛明穴 1~3 分钟以上, 防止出血、渗血。如果刺血后有出血或血肿, 马上按压针孔及大迎穴 5 分钟, 缓解血肿, 之后再用冰块冰敷 24 小时。

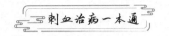

2. 承光穴

取穴: 承光穴位于人体头部, 头部发际线正中直上 3 寸左右, 旁开 2 寸处。

主治: 承光穴有祛风通窍、清热明目的作用。刺血承光穴可以治疗目眩、头痛、鼻塞、热病, 还可以缓解角膜白斑、头部神经麻痹、鼻炎、内耳眩晕症、鼻息肉、风眩头痛、欲呕烦心、鼻塞闻不出香臭、口㖞、多清鼻涕、目翳、青盲、目视不明等症状。另外, 此穴还可以缓解身心紧张和疲劳。

操作: 严格的常规消毒后, 用梅花针叩刺。

3. 通天穴

取穴: 位于人体头部, 头部发际线正中直上 5 寸, 旁开 1.5 寸处。

主治: 通天穴有清热、除湿、明目、祛风、通窍、止痛的作用。刺血通天穴可以治疗头痛、鼻塞、流鼻血、晕眩、鼻疮、虚脱, 还能有效治疗成年人大小便失禁。

操作: 严格的常规消毒后, 用梅花针叩刺通天穴。

4. 大杼穴

取穴: 位于人体背部, 第 1 胸椎棘突下, 旁开 1.5 寸左右。

主治: 大杼穴有除热降燥、止咳通络的作用。刺血大杼穴可以治疗发热、肩背痛、咳嗽等症。对久吹空调、久坐不动导致颈肩酸痛、僵硬、肩周关节炎、骨质增生的人群, 刺血大杼穴可以缓解身体症状。

操作: 严格的常规消毒后, 揉捏大杼穴 20 次, 后用三棱针点刺出血。

5. 委中穴

取穴: 位于膝关节的后窝, 膝腘窝正中腘横纹的中点处。

主治: 委中穴有舒筋活络、泄热清暑、凉血解毒、通络止痛、利尿去燥的作用。刺血委中穴可以治疗腰痛、腹痛、吐泻、丹毒、坐骨神经痛、痔疮、湿疹、肠炎、脚气等, 还可以治疗跌扑、闪挫后的筋脉损伤、急性腰痛以及虚损性腰疼、腰腿无力、腰连背痛、四肢发热等。

操作：严格的常规消毒后，以三棱针点刺出血。

6. 至阴穴

取穴：位于人体小脚趾末节外侧，距小脚趾甲角约 0.1 寸。

主治：至阴穴有清热泻火、通窍止痛、疏通经脉的作用。刺血至阴穴可以治疗难产、皮肤瘙痒、头痛、眼部疼痛，至阴穴也是调正胎位的奇穴。

操作：严格的常规消毒后，以三棱针点刺出血。

足少阴肾经常用刺血经穴

● 位置及特点 ●

足少阴肾经主要分布在人体下肢，起始于小脚趾之下，斜行向脚心，从足骨隆起的地方入内脚踝，再上行至小腿内侧，经过腘窝，向上到大腿内后缘，再至脊柱，足少阴肾经属肾脏，络膀胱。此经有两条支脉，其中一条支脉从肾上行，贯穿肝和横膈入肺，沿喉咙至舌根旁。另外一条支脉从肺部出，与心脏相联络，流注到胸中，和手厥阴心包经相接。

肾经与肾脏

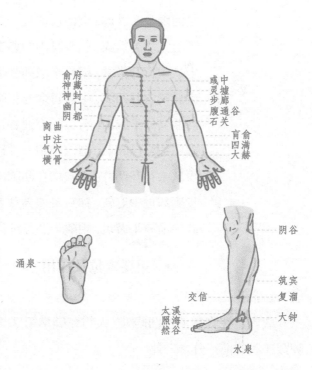

关系密切，肾经的经气旺盛、气血畅通对保养容颜、保持精力旺盛的工作状态、性生活的和谐都有积极作用。

肾经及肾脏如果受邪发生异常，人体就会出现口舌干燥、咽肿、喉痛、心悸、黄疸、腹泻、腰膝酸软、盗汗、健忘、男子遗精、女子宫寒不孕、水肿、小便不利、尿频、尿闭等症状。

肾经多气少血，每天的 17 点到 19 点是肾经活跃的时段。人体在此时段泻火、排毒，肾脏在此时贮藏精，所以，此时不宜从事过于强烈的活动，也不宜大量喝水。

● 足少阴肾经歌谣 ●

八足少阴肾经属，后外侧线足走腹。

足心凹陷是涌泉，大骨之下取然谷。

太溪内踝后陷中，照海踝下四分逐。

水泉跟下内侧边，大钟溪泉踵筋间。

复溜踝上二寸取，交信溜前五分骈。

踝上五寸寻筑宾，阴谷膝内两筋安。

上从中行开半寸，横骨平取曲骨沿。

大赫气穴并四满，中注肓俞亦相牵。

商曲又凭下脘取，石关阴都通谷言。

幽门适当巨阙侧，诸穴相距一寸连。

再从中行开两寸，六穴均在肋隙间。

步廊却近中庭穴，神封灵墟神藏兼。

彧中俞府平璇玑，相隔一肋仔细研。

● 重要穴位及应用 ●

1. 涌泉穴

取穴：在脚掌前部凹陷处，大约在脚掌第 2、第 3 脚趾缝前端与脚跟连线的前三分之一处。

主治：涌泉穴有开窍、安神、镇静、散热的作用。刺血涌泉穴可以治疗气喘、目眩、小便不利、中暑、老年哮喘、口腔溃疡、高血压、腰腿酸软、便秘等病症。涌泉穴是人体长寿大穴，刺激此穴还可以使肾精充足、耳聪目明、精力充沛、性功能强盛、腰膝壮实、行走有力。

涌泉穴

操作：首先进行严格的常规消毒，病情严重者，用三棱针点刺出血；病情较轻者，可用梅花针叩刺出血。

2. 太溪穴

取穴：位于内脚踝后方，在内脚踝尖和跟腱之间中点凹陷处。

主治：太溪穴有清热、生化气血的功效。刺血太溪穴可以治疗肾炎、膀胱炎、月经不调、手脚冰冷、耳聋、耳鸣、头痛目眩、咽喉肿痛、齿痛、气喘等症。太溪穴还是生殖器官保健要穴。

操作：严格的常规消毒后，治疗寒证则用三棱针点刺出血、艾灸，治疗热证则用泻针。

3. 然谷穴

取穴：此穴在脚内侧，内脚踝骨斜前方 0.6 寸处有个凸起的骨头，骨头下缘就是然谷穴。

主治：然谷穴有升清降浊、通利下焦、滋肾益精、清泻虚热的作用。刺血然谷穴可以治疗月经不调、阴痒、白浊等妇科病症，以及遗精、阳痿、小便不利等泌尿生殖系统疾患；还可以治疗咽喉肿痛、咯血、消渴、下肢痿痹、小儿脐风等。

操作：严格的常规消毒后，以三棱针点刺出血。

4. 复溜穴

取穴：在小腿内侧、跟腱的前侧，太溪穴垂直向上 1.5 寸。

主治: 复溜穴有利水消肿、滋补肾阴、培补肾气的功效, 作用功效堪比六味地黄丸。刺血复溜穴可以治疗泄泻、肠鸣、水肿、热病无汗、肾炎、尿路感染、睾丸炎、腹胀、盗汗、腰脊强痛、神经衰弱、精力衰退、记忆力衰退、手脚冰冷、白带过多等症状。

操作: 严格的常规消毒后, 用三棱针点刺出血。

▌手厥阴心包络经常用刺血经穴

● 位置及特点 ●

手厥阴心包络经主要分布在人体的胸胁、手臂阴面中间、手掌中以及中指。心包经是一条独立的经络, 从乳头外侧经过胸至上肢阴面中间, 再至中指末端。

心脏是人体最重要的器官, 心包是指包在心脏之外、保护心脏的内层组织, 心脑血管疾病、精神疾病、神经疾病都可以通过调治此条经络来治疗。

如果心脏受损异常, 人就会患心脑血管疾病或者精神疾病, 如神志不宁、失眠多梦、精神萎靡。心包受邪导致的病症和心脏病变相一致, 会使人体出现以下问题: 心痛、心悸、心烦、胸闷、癫狂、肘臂挛痛、手心发热等。刺血心包经可以治疗心动过速或过缓、心绞痛、精神分裂症、神经衰弱、癔病, 以及胃痛、呕吐等。

心包经多血少气, 每天 19 点到 21 点是心包经最为活跃的时间, 此时段尤其要保持心情舒畅。

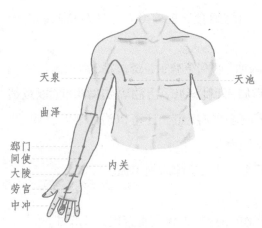

● 手厥阴心包络经歌谣 ●

九心包络手厥阴，前正中线诸穴匀。

天池乳后旁一寸，天泉腋下二寸循。

曲泽肘内横纹上，郄门去腕五寸寻。

间使腕后方三寸，内关掌后二寸停。

掌后横纹大陵在，尺桡骨间陷中扪。

劳宫屈指掌心取，中指末端中冲生。

● 重要穴位及应用 ●

1. 天池穴

取穴：在人体的胸部，从乳头沿水平线向外旁开 1 个大拇指指关节宽即天池穴。

主治：天池穴有疏肝理气、止咳平喘、养心安神的功效。刺血天池穴可以治疗头痛、咳嗽、痰多、胸闷、气喘、胁肋胀痛、心脏外膜炎、脑充血、腋腺炎、乳腺炎、目视不明等。

操作：严格的常规消毒后，用梅花针叩刺出血，火罐拔吸 1 分钟，按揉 2 分钟。

2. 曲泽穴

取穴：在人体的肘横纹中，在肱二头肌腱的尺侧缘。

主治：曲泽穴有活血化瘀、开窍祛邪、疏经通络、宁心清热、和中降逆的功用。刺血曲泽穴可以治疗心痛、心悸、心神混乱、呕吐、手足抽搐、痉挛性肌肉收缩、心胸烦热、头晕脑胀、心肌炎等病症。

操作：严格的常规消毒后，先推拿此穴 5 次，再以细三棱针点刺出血。

3. 内关穴

取穴：手掌向上，掌关节横纹中线垂直向上，约三指宽的凹陷处即内关穴。

主治：内关穴有宁心安神、理气止痛、和胃降逆的功用。刺血内关穴可以治疗心脏衰竭、胃痛、膈肌痉挛、落枕、脖子僵硬、胃气上逆、心肌炎、心律不齐、癔病等。

操作：严格的常规消毒后，毫针直刺 0.3 寸，可深刺，指尖可能会有麻电感。

4. 大陵穴

取穴：在腕掌横纹的中点处，掌长肌腱与桡侧腕屈肌腱之间的凹陷处。

主治：大陵穴有镇惊安神、清心通络、祛风止痒、理气止痛的作用。刺血大陵穴可以治疗失眠、躁狂、口舌生疮、心烦、小便泛赤、胸闷、心胸痛、心悸、精神病等症，可预防感冒，缓解鼠标手症状。它也是治疗口臭的特效穴。

操作：严格的常规消毒后，按揉此穴 1 分钟，以梅花针叩刺，然后提捏至微微出血为止。

5. 劳宫穴

取穴：在手掌心，握拳时，中指指尖所在的位置就是此穴。

主治：劳宫穴具有清热解毒、镇静安神的作用。刺血劳宫穴可以治疗中暑、心绞痛、中风昏迷、鹅掌风（手掌奇痒）。还可以防治中暑、口疮、口臭、呕吐、癔病、精神病、手掌多汗、手指麻木等病症，也是调节人体血压的奇穴。

操作：严格的常规消毒后，三棱针直刺 0.3 寸左右。

6. 中冲穴

取穴：在手部中指末节尖端最高点。

主治：中冲穴有清心泻热、苏厥开窍的功效。刺血中冲穴可以治疗热病、烦闷、汗不出、掌心发热，还可以防治中风等症状，调节肝肾功能，是安全祛除眼部脂肪粒的美容穴。

操作：严格的常规消毒后，用三棱针点刺出血可以用来救急，比如抢救中风、昏迷的情况。

▌手少阳三焦经常用刺血经穴

● 位置及特点 ●

三焦是人体中最大的腑，是人体元气进出和升降的通道，它也是水液运行的道路。

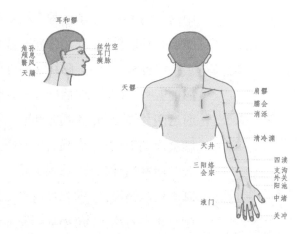

三焦由上焦、中焦、下焦构成，上焦是指脖子根部到心窝之间的部分，主要包括循环系统和呼吸系统；中焦是指心窝至肚脐之间的部分，以消化系统为主；下焦是指肚脐到耻骨之间的部分，主要是泌尿排泄系统。

三焦的功能是把人体摄入的后天之气吸收进体内，并使其在各个内脏之间循环。而三焦经则主理一身之气，是人体的枢纽。三焦经通畅，人体的气血才能正常运行。

三焦经主要分布在人体上肢外侧的中线上，以及肩部、头侧部。

三焦经起始于手部的无名指指尖，沿手臂外侧中线向上至肩，在第7颈椎的地方进入缺盆，落于心包，贯穿膈肌。三焦经有两条支脉，一条支脉循行胸部从缺盆出，向上至颈外侧从耳朵下面绕到耳朵后面，再向下至面颊，后至眼眶下。另一条支脉从耳后入耳中，再从耳前出，和前一条支脉在面部交叉，至外眼角。

三焦经多气少血，在每天的21点到23点气血最盛，此刻应该睡眠，让身体得到休养生息。三焦经出现问题时，人体会有耳聋耳鸣、喉咙肿痛、喉痹、偏头痛、头部神经麻痹等症状。

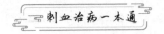

● 手少阳三焦歌谣 ●

十手少阳属三焦，后正中线头侧绕。

关冲无名指甲外，液门节前指缝邀。

中渚液门上一寸，阳池腕表横纹遭。

腕后二寸取外关，支沟腕后三寸安。

会宗沟外横一寸，三阳络在四寸间。

肘前五寸称四渎，肘后一寸天井酌。

肘后两寸清冷渊，渊臑之间取消泺。

臑会肩端下三寸，肩髎后一肩髎寻。

天髎肩井后寸陷，天牖颈肌后下扪，

耳垂后陷翳风讨，瘈脉耳后青络找。

颅息也在青络上，角孙耳上发际标。

耳门耳前缺陷处，禾髎耳前锐发交。

欲知丝竹空何在，眼眶外缘上眉梢。

● 重要穴位及应用 ●

1. 关冲穴

取穴：在手部无名指末节尺侧，指甲根角侧上方 0.1 寸处。

主治：关冲穴有活血通络、清利喉舌、泻热解表的功效。刺血关冲穴可以治疗头疼、咽喉肿痛、热病以及昏厥、头眩、心痛心烦、口干口苦、喉痹、耳聋耳鸣、上肢疼痛、急性扁桃体炎、喉炎、结膜炎、角膜白斑、脑血管病、小儿消化不良等。

操作：严格的常规消毒后，用三棱针浅刺出血。

2. 支沟穴

取穴：在前臂背侧，距腕背横纹四指宽、在尺骨与桡骨之间。

主治：支沟穴有聪耳利胁、疏利三焦的作用。刺血支沟穴可以治疗习惯性便秘、耳鸣、耳聋、暴喑、肋间神经痛、急性腰扭伤等。

操作：严格的常规消毒后，用三棱针直刺 0.5 寸。

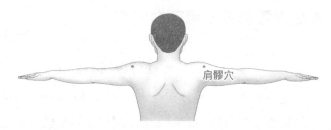

3. 肩髎穴

取穴：在肩部，手臂向外伸展，于肩峰后下方有一处凹陷处即肩髎穴。

主治：肩髎穴有升清降浊的作用。刺血肩髎穴可以治疗肩关节周围疼痛、肩背酸痛、上肢麻痹、瘫痪。

操作：首先进行严格的常规消毒，病情严重的，用三棱针点刺出血；病情较轻的，用梅花针叩刺出血。

4. 翳风穴

取穴：在颈部，位于耳垂后方、乳突下端前方凹陷中处即翳风穴。

主治：翳风穴有益气补阳的作用。刺血翳风穴可以治疗牙关紧闭、口眼㖞斜、牙疼、颊肿、耳鸣耳聋。

操作：严格的常规消毒后，用毫针直刺。

5. 颅息穴

取穴：在耳后，耳尖正对发际处与翳风穴之间，沿耳轮连线的上中三分之一交点处。

主治：颅息穴有通窍熄风、镇惊的功效。刺血颅息穴可以治疗耳聋、耳鸣、头痛、小儿惊风、中耳炎。

操作：严格的常规消毒后，用三棱针点刺，至适量出血为宜。

6. 丝竹空穴

取穴：在面部眉梢凹陷的地方。

主治：丝竹空穴有疏风通络、清热明目的功效。刺血丝竹空穴可以治疗头痛、头晕目眩、视力模糊、发狂、吐涎等。

操作：严格的常规消毒后，以三棱针点刺出血，不可深刺，以出血两三点为宜。

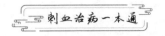
▍足少阳胆经常用刺血经穴

● 位置及特点 ●

足少阳胆经主要分布在人体的头部和躯干的侧面、下肢外中线。胆经起始于外眼角, 过头顶、胸、腰侧面到下肢外中线, 再到四肢外末端。胆是人体的六腑之首, 也是保障各个脏腑健康的重要器官, 胆所

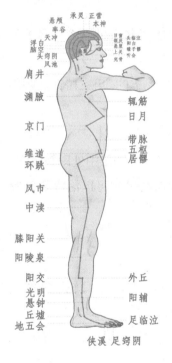

属的胆经则是辅助胆正常运作、发挥功能的重要经络。

每天敲打胆经, 即从两大腿外侧根部开始向下慢慢敲打至膝盖可以增强体质, 缓解口苦、关节的疼痛、叹气、心胁痛、面色灰暗的情况。敲打胆经还可以提升人体吸收能力, 为造血系统提供充足养料; 敲打胆经还可以美容瘦腿。

胆经多气少血, 每天的 23 点到次日凌晨 1 点是胆经气血最为旺盛的时段。此时保持深度睡眠, 有助于胆更好地完成代谢, 第二天早晨醒来后感觉头脑清晰、气色红润; 反之, 则会因为胆的排毒、代谢不良, 生成结石。

● 足少阳胆经歌谣 ●

十一胆经足少阳, 从头走足行身旁。

外眦五分瞳子髎, 听会耳前珠陷详。

上关上行一寸是, 内斜曲角颔厌当。

悬颅悬厘近头维, 相距半寸君勿忘。

曲鬓耳前发际标, 入发寸半率谷交。

天冲率后斜五分, 浮白率后一寸绕。

窍阴穴在枕骨上, 完骨耳后发际好。

本神神庭三寸旁, 阳白眉上一寸量。

入发五分头临泣, 庭维之间取之良。

目窗正营及承灵, 相聚寸半脑空绍。

风池耳后发际陷, 颅底筋外有陷凹。

肩井缺盆上寸半, 渊腋腋下三寸从。

辄筋腋前横一寸, 日月乳下三肋逢。

京门十二肋骨端, 带脉髂上腰间现。

五枢髂上上棘前, 略下五分维道见。

居髎维后斜三寸, 环跳髀枢陷中间。

风市垂手中指寻, 中渎膝下五寸陈,

阳关陵上膝髌外, 腓骨头前阳陵泉。

阳交外踝上七寸, 外丘踝上七寸云。

二穴相平堪比较, 交前丘后距五分。

光明踝五阳辅四, 踝上三寸悬钟寻。

踝前陷中丘墟闻, 临泣四趾本节扪。

临下五分地五会, 本节之前侠溪匀。

四趾外端足窍阴, 四十四穴仔细吟。

● 重要穴位及应用 ●

1. 瞳子髎穴

取穴: 在头部, 外眼角 0.5 寸的凹陷处即瞳子髎穴。

主治: 瞳子髎穴可以治疗目赤肿痛、角膜炎、屈光不正、青光眼, 减少眼纹, 缓解头痛、三叉神经痛、颜面神经痉挛、麻痹等症。

操作: 严格的常规消毒后, 用细三棱针点刺出血, 不可深刺。

2. 悬厘穴

取穴: 掌心向头部, 食指、中指、无名指并拢, 食指指尖放在额角发际的位置, 此时无名指尖所在的位置即悬厘穴。

主治：悬厘穴有利气止痛、清泻肝胆的作用，刺血悬厘穴可以消除落枕、面肿、外眼角痛、牙痛、头痛、偏头痛、耳鸣。

操作：严格的常规消毒后，用细三棱针点刺出血。

3. 肩井穴

取穴：掌心向下、双手交叉放在肩上，食指、中指、无名指放在肩颈交会处，中指指腹所在的位置就是肩井穴。

主治：肩井穴有通经理气、祛风清热、豁痰开郁的作用。刺血肩井穴可以治疗难产、乳腺炎、肩背痹痛、手臂不举、脑贫血、半身不遂、颈项强痛、中风、脚气、狐臭、功能性子宫出血、产后子宫出血、神经衰弱等症状。

操作：严格的常规消毒后，用梅花针叩刺，再以火罐拔吸 2 分钟，再提拿 2 分钟。注意：此穴不可针刺过深、过于用力，否则可能会导致半身麻痹，甚至产生晕厥。

4. 环跳穴

取穴：自然站立，双手插在髋关节处，四指在前，大拇指在臀部，大拇指指腹所在的位置就是环跳穴。

主治：环跳穴有运化水湿的作用。刺血环跳穴可以治疗风湿痹痛、腰膝疼痛、下肢瘫痪、坐骨神经痛、半身不遂、风疹。

操作：严格的常规消毒后，点按环跳穴 5 分钟，以梅花针叩刺，再以火罐拔吸 3 分钟。

5. 阳陵泉穴

取穴：在小腿外侧，正坐，膝盖和小腿成直角，右手掌握左膝盖前下方，四指向内，大拇指指腹所在位置就是阳陵泉穴。

主治：阳陵泉穴具有清利湿热、疏泄肝胆、舒筋健膝的作用。刺血阳陵泉穴可以治疗冷痹、半身不遂、胁下痛胀、呃逆、膝肿麻木、头痛眩晕、头面肿、口苦、遗尿、筋软、筋疼等症。

操作：严格的常规消毒后，点按此穴，再以梅花针叩刺出血。

6.京门穴

取穴：京门穴在腰侧，最后一根肋骨尖的下方。

主治：京门穴有益肾利水、舒利肝胆、通经活络的作用。刺血京门穴可以治疗腰痛、呕吐、小便不利、肾炎、疝痛、尿石症、肠炎、腰背肌劳损。

操作：严格的常规消毒后，推揉京门穴2分钟，用梅花针叩刺，再以火罐拔吸1分钟。

▌足厥阴肝经常用刺血经穴

● 位置及特点 ●

足厥阴肝经主要分布在人体的胸腹部以及下肢内前侧，起始于大脚趾上的大敦穴，沿着脚背至内脚踝，向上到小腿内侧，再到内脚踝8寸处和足太阴脾经交会。之后，向上到大腿内侧入阴毛，再向上到小腹到胃旁，与肝胆相联络，上行贯穿横膈至胁肋，再沿气管向上入鼻咽过眼部，从前额出，在头顶和督脉交会。

足厥阴肝经有两条支脉：一条支脉从眼部向下到面颊，环绕唇内；另一条支脉从肝分出穿过横膈上行注入肺，和手太阴肺经相连接。

肝脏的主要功能是疏泄，还有贮藏、调节血液的功能，它也是一个专门负责解毒的脏器，可以排除体内、体外的毒素。

如果肝气疏泄失常，肝经

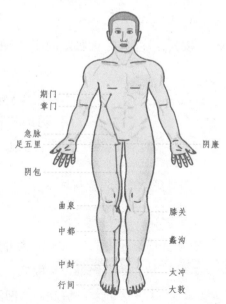

就会淤堵不畅，导致人体内的气机受阻，人的情志、心境就会变得异常，身体也会常常有胸闷、恶心呕吐的现象。

肝经的特点是多血少气。每天的凌晨1点至3点是肝经最为活跃的时段。此时应保持良好睡眠，让肝脏完成新陈代谢，否则，人就会面色青灰或是晦暗长斑、易生肝病。

● 足厥阴肝经歌谣 ●

十二肝经足厥阴，前内侧线穴细分。

大敦拇趾三毛处，行间大次趾逢寻。

太冲本节后寸半，踝前一寸中封停。

踝上五寸蠡沟是，中都踝上七寸循。

膝关犊鼻下二寸，曲泉曲膝尽横纹。

阴包膝上方四寸，五里股内动脉存。

阴廉恰在鼠蹊下，急脉阴旁二五贞。

十一肋端章门是，乳下二肋寻期门。

● 重要穴位及应用 ●

1. 大敦穴

取穴：在脚部，大脚趾内侧、脚趾甲根边缘约2毫米处。

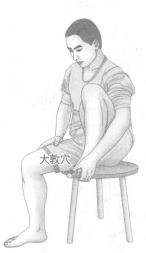

大敦穴

主治：大敦穴有疏通肝经的作用。刺血大敦穴可以治疗腹痛、疝气、尿血、遗尿、癫痫、阴部肿胀疼痛、昏厥、脐腹痛、腹胀、小便难、遗精、月经不调、囊缩、阴挺、崩漏、便秘、小儿惊风、脚肿等症。

操作：严格的常规消毒后，用三棱针点刺出血。

2. 太冲穴

取穴：位于脚背，在大脚趾、次脚趾夹缝间后方凹陷处。

主治：太冲穴有清热利湿、平肝息风、通络止痛的作用。刺血太冲穴可以治疗急性腰痛、感冒、头痛、眩晕、目赤肿痛、中风、癫痫、小儿惊风、黄疸、胁痛、月经不调、痛经、癃闭，还可以用来降血压、消除郁闷平复心情、预防或治疗感冒。

操作：严格的常规消毒后，用三棱针斜刺出血。

3. 曲泉穴

取穴：在人体膝盖内侧。取穴时，膝盖微屈，右手掌放在右腿外侧，拇指放在膝盖上，其余4指并拢在膝盖内侧横纹端凹陷处，中指指尖所在位置即曲泉穴。

主治：曲泉穴有清利湿热、调肝和血、通经活络的作用。刺血曲泉穴可以治疗月经不调、阳痿、疝气、头痛目眩、阴部瘙痒、癫狂、下肢痿痹、痛经、子宫脱垂、前列腺炎、遗精、膝关节疼痛、大腿内侧疼痛、白带、阴挺、产后腹痛、小便不利、膝膑肿痛。

操作：严格的常规消毒后，用毫针或三棱针刺血。

4. 中封穴

取穴：在人体的脚背内侧、脚踝前方。取穴时，正坐，右脚放在左腿上，左手掌握住右脚跟，大拇指在内脚踝外侧，其余4指在脚后跟处，此时大拇指指尖所在的位置就是中封穴。

主治：中封穴有理气消疝、疏肝健脾的作用。刺血中封穴可以治疗疝气、遗精、黄疸、阴茎痛、腰痛、内踝肿痛、小便不利、胸腹胀满、脚冷等。

操作：严格的常规消毒后，用三棱针刺血。

5. 行间穴

取穴：在脚背，处于大脚趾、次脚趾间，趾蹼缘后方赤白肉际位置。

主治：行间穴有宁心安神、平肝息风的作用。刺血行间穴可以治疗中风、头痛、癫痫、月经不调、痛经、目眩、目赤肿痛、崩漏带下、遗尿、疝气、胸胁胀痛、高血压、青光眼、结膜炎等。

操作：严格的常规消毒后，用毫针略向上斜刺行间穴 0.5 寸深，

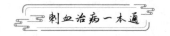

使局部酸胀并向脚背放射性传递，留针 20 分钟。

6. 章门穴

取穴：在肋侧。取穴时屈前臂，以两肘肘尖夹紧双侧肋骨，肘尖正对的肋骨位置即章门穴。

主治：章门穴有和胃利胆、健脾消胀的作用。刺血章门穴可以治疗腹部胀痛、胁痛、消化不良、肝脾肿大、肠炎泄泻、肝炎黄疸、小儿疳积、高血压、腹膜炎等。

操作：严格的常规消毒后，以梅花针刺血，火罐拔吸 1 分钟。

7. 期门穴

取穴：在人体胸部，乳头正下方、第 6 肋间隙，前正中线旁开 4 寸处。

主治：期门穴有理气活血、健脾疏肝的作用。刺血期门穴可治疗呕吐、呃逆、胸胁胀满疼痛、吞酸、泄泻、胸中热、喘咳、疟疾等。

操作：严格的常规消毒后，用火罐拔吸 1 分钟至皮肤微红，再以梅花针叩刺出血。

▌督脉常用刺血经穴

● 位置及特点 ●

督脉主要分布在人体后背及头的正中线。督脉是诸阳之会，是元气运行的通道，可以对全身阳经气血进行调节，又因为督脉主要循经人体的头部和背部，因此此脉和脑、脊髓都密切关联。调治督脉可以治疗各种脏腑疾病，如肛门、阴器、肠腑、腰部、胞宫、膀胱、背部、胃、肺、心、头项、鼻子等多处病症。

督脉的循行路线是顺着脊骨一路上行到嘴，起始于小腹，向下出会阴，向后至脊柱，上行至颈背部，之后入脑内，再上行至头顶，并沿前额下行至鼻梁柱，止于上唇系带处。

督脉有两条分支，一条支脉和膀胱经并行，从内眼角向上到额头，在巅顶交会，人络至脑，之后又下行到脖子，再到肩胛内侧，挟脊柱至腰中，终于肾脏。另一条支脉从小腹上行过肚脐，过心脏入喉，向上到下颌、环绕唇口，再上行联络两目之下的中央。

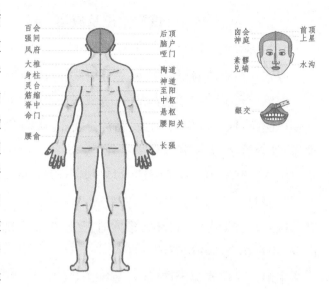

● 督脉经穴歌谣 ●

十三督脉行脊梁，尾间骨端是长强。

二十一椎是腰俞，十六阳关平髋量。

命门十四三悬枢，十一椎下脊中藏。

中枢十椎九筋缩，七椎之下乃至阳。

六灵五神三身柱，陶道一椎之下囊。

大椎正在一椎上，诸阳会此仔细详。

哑门入发五分际，风府一寸宛中当。

府上寸半寻脑户，强间户上寸半量。

后顶再上一寸半，百会七寸顶中央。

前顶囟会俱五寸，上星入发一寸良。

神庭五分入发际，素髎鼻尖准头乡。

水沟鼻下上唇陷，兑端唇上尖端藏。

龈交上齿龈缝中，经行背头居中行。

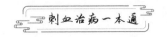

● 重要穴位及应用 ●

1. 长强穴

取穴：在人体的尾骨下端，在尾骨端和肛门连线的中点。

主治：长强穴有通便消痔、宁神镇痉的作用。刺血长强穴可以治疗便秘便血、腹泻、痔疮、肠炎、精神分裂症、癫痫、阳痿、脱肛、遗精、遗尿、腰背强痛、前列腺炎等。

操作：严格的常规消毒后，以三棱针点刺出血。

2. 身柱穴

取穴：位于人体后背部。取穴时正坐，伸左手过肩尽力向脊柱方向够，中指指尖所在位置即身柱穴。

主治：身柱穴有宁神镇咳、宣肺清热的作用。刺血身柱穴可治疗咳嗽、气喘、癫痫、惊厥、支气管炎、脊背强痛、疔疮、肺炎、肺结核、癔病等。

操作：严格的常规消毒后，以梅花针叩刺，再以火罐拔吸1分钟至微微出血。

3. 大椎穴

取穴：在人体背部的正中线上。伸左手过肩，四指反握右侧颈部，虎口向下，大拇指指尖所在位置即大椎穴。

主治：大椎穴有益气壮阳的功效。刺血大椎穴可以治疗感冒、咳嗽、肩背痛、扁桃体炎、头痛、尿毒症、疟疾、体内寄生虫等。

操作：首先进行严格的常规消毒，病情严重的，用三棱针点刺至微微出血，可以泻除体内火气；病情比较轻的，用梅花针叩刺微微出血即可。

4. 百会穴

取穴：在头顶正中。取穴时，举双手，虎口张开，大拇指指尖与耳尖相触，掌心向头，四指向上，双手中指在头顶正中相触所在的位置即百会穴。

主治：百会穴有回阳固脱、开窍醒脑、补中益气的作用。刺血百会穴可以治疗眩晕、头痛、中风失语、癫狂、健忘、不寐。百会穴还可以增强记忆力、降低血压、减少脱发断发。

操作：严格的常规消毒后，以三棱针点刺至微微出血。

▌任脉常用刺血经穴

● 位置及特点 ●

任脉主要分布在人体的前正中线上，与女性的月经、白带、怀胎、生产关系密切。任脉起始于小腹胞中，向下从会阴出，向前、向上沿腹、胸正中线上行，过咽喉，至下唇内，环绕口唇，上至龈交穴，和督脉相会，并向上分行至两目下。任脉的分支由胞中出达脊柱，上行至背部。

任脉主理人体阴经脉气，主管所有津液、精血，可促进性功能。保持任脉通畅，还可延缓衰老。

● 任脉经穴歌谣 ●

任脉三八起阴会，曲骨中极关元锐。

石门气海阴交仍，神阙水分下脘配。

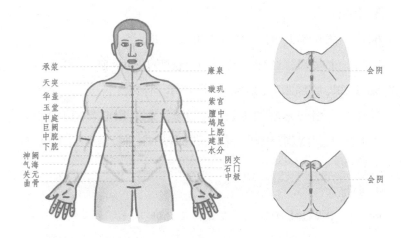

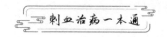

建里中上脘相连，巨阙鸠尾蔽骨下。

中庭膻中慕玉堂，紫宫华盖璇玑夜。

天突结喉是廉泉，唇下宛宛承浆舍。

● 重要穴位及应用 ●

1. 中极穴

取穴：在下腹部、人体正中线上。肚脐正下方 4 寸处。

主治：中极穴有益肾兴阳、调经止带的功效。刺血中极穴可以治疗不孕、崩漏、疝气、阴部痛痒、尿频尿急、遗精、阳痿、月经不调、痛经、带下、子宫脱垂、早泄、产后恶露不尽、胞衣不下、水肿等疾病。

操作：严格的常规消毒后，用三棱针直刺 1 寸，因为此穴深处为膀胱，所以要在排尿后再施针。孕妇禁刺！

2. 关元穴

取穴：在下腹部、肚脐正下方四横指（食指、中指、无名指、小拇指）。

主治：关元穴有通利小便、培补元气的功效。刺血关元穴可治疗各种妇科炎症、白带病、痛经、阳痿、早泄、前列腺炎。

操作：严格的常规消毒后，以毫针在关元穴向下斜刺 1.5 寸，实证用毫针泻法、虚证用补法，留针 20 分钟。女性月经期间禁刺！

3. 上脘穴

取穴：在人体上腹部、肚脐正上 5 寸处。

主治：上脘穴有通降腑气、和胃健脾的作用。刺血上脘穴可以治疗胃痛、纳呆、腹部胀痛、胃炎、膈肌痉挛、肠炎。

操作：严格的常规消毒后，以三棱针刺入出血。不可深刺太过，若针尖向后上方深刺，可能会刺入肝部导致出血。直刺过深也有可能会刺入胃内。

4. 中脘穴

取穴：在人体上腹部，肚脐上方 4 寸处。

主治：中脘穴有降逆利水、和胃健脾的作用。刺血中脘穴可以治疗腹胀、反胃、恶心、呕吐、泛酸、食欲不振、泄泻。

操作：严格的常规消毒后，用三棱针直刺0.5寸左右。

5.膻中穴

取穴：膻中穴在人体前正中线上，位于两乳头连线的中点。

主治：膻中穴有活血通络、清肺止喘、宽胸理气的功能。刺血膻中穴可以治疗哮喘、支气管炎、咳嗽、胸闷、心悸等。

操作：严格的常规消毒后，用三棱针斜刺或平刺0.3寸。

第三章　常见内科疾病的刺血疗法

▌感冒

中医认为,感冒是外邪侵袭人体引发的外感病。临床表现为鼻塞、打喷嚏、咳嗽、流涕、头痛、恶寒、发热等全身不适症状。中医将感冒分为以下几种类型。

一、风寒型:比较怕冷,发热不严重,清涕,鼻塞,舌苔薄、发白。

二、风热型:发热较重,轻微恶寒,浊涕,鼻塞,口渴,咽痛,舌苔薄而黄。

三、暑湿型:发热,轻微恶风,有汗,鼻塞,浊涕,胸闷脘痞,泛恶心烦,口渴黏腻、渴不多饮,舌苔薄且黄腻,脉濡数。

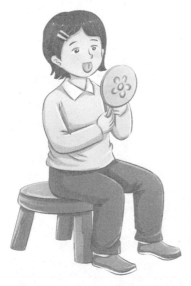

四、气虚型:发热,怕冷,鼻塞,流涕,头痛,咳嗽痰白,咳痰无力,疲倦乏力,舌质淡,舌苔薄且白。

五、阴虚型:发热,轻微怕风、怕冷,鼻塞,流涕,手脚心热,头昏心烦,口干,盗汗,干咳少痰,舌质发红、舌苔少。

【致病原因】

中医认为:人体卫气不足无法抵御外邪,外邪就会乘虚而入引发感冒;还有一种可能就是饮食起居失度,如过饥或过饱、过于油腻消化不良、熬夜，导致人体在疲劳或是大汗时被风邪、寒邪侵体，损伤肺部的卫气引发感冒。

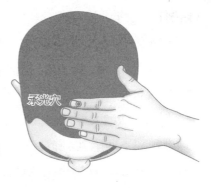

【治疗】

以风热感冒为例。风热感冒的主要症状是轻微恶寒、发烧明显、头痛出汗、鼻涕黄浊、痰黄稠、口渴、舌苔发黄较薄。

风热感冒可以取大椎穴、少商穴刺血。大椎穴：位于人体背部第7颈椎棘突下的凹陷处。少商穴：在手部大拇指末节桡侧，距指甲角0.1寸。

严格的常规消毒后，用三棱针点刺上述穴位二三下，直至适量出血，再以火罐拔吸大椎穴并留罐10分钟。隔天1次，直到病愈为止。

以暑湿型感冒为例。刺血疗法选取孔最穴、合谷穴、中脘穴、足三里穴和支沟穴。孔最穴：在前臂掌面桡侧，腕横纹上7寸。合谷穴：左手拇指、食指90°伸展，以右手拇指第1关节横纹压在左手虎口上，右手拇指指尖点到的位置就是左手的合谷穴。中脘穴：在前正中线上，肚脐垂直向上4寸。足三里穴：在小腿前外侧，距胫骨前缘中指1横指处。支沟穴：位于前臂背侧，距腕背横纹四指宽、在尺骨与桡骨之间。

严格的常规消毒后，用三棱针点刺上述穴位二三下，直至适量出血，隔天治疗1次，直到病愈为止。

【注意事项】

注意保暖，适当增加衣物。

尽量远离公共场所，避免交叉感染，保持室内通风。

清淡饮食，少吃辛辣、油腻食物，适度饮水。

规律作息，注意劳逸结合，避免过度疲劳而降低身体抵抗力。

【病例】

李某，女，22 岁，两天来一直持续有头痛发烧（体检温度为体温 38.5℃）、咳嗽、嗓子疼、流鼻涕的症状，中医观察发现，病人舌苔薄而白。经确诊为风寒感冒。

刺血疗法取大椎穴、肺俞穴、商阳穴、少商穴。大椎穴：在背部第 7 颈椎棘突下凹陷处。肺俞穴：在背部第 3 胸椎棘突下旁开 1.5 寸。商阳穴：手部的食指指尖桡侧，指甲根角侧上方 0.1 寸处。少商穴：在手部大拇指末节桡侧，距指甲角 0.1 寸处。

严格的常规消毒后，以三棱针点刺大椎穴、肺俞穴出血并辅以火罐拔吸 8 分钟放血，同时点刺商阳穴、少商穴，至少量出血。刺血 1 次，患者发烧减轻，治疗 3 次后，所有症状全部消失。

注：肺俞穴要斜刺，最好从斜向脊柱的方向刺入，不可直刺、深刺！其所在位置的深层是肺和胸膜腔，直刺或深刺可能会伤及内脏器官，引发气胸。

▌咳嗽

中医认为，咳嗽是指肺脏功能失调，失于宣肃，上逆作声引发的一种病症。有声无痰为"咳"，有痰无声为"嗽"。咳嗽可分为以下三种类型。

一、风寒咳嗽：表现为咳声较重，嗓子痒，鼻塞，清涕，痰白而稀，头痛，四肢酸痛，发热无汗，怕冷，舌质淡红，舌苔薄而白，脉浮或浮紧。

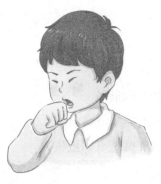

二、风热咳嗽：表现为咳嗽剧烈且比较频繁，咽喉干痛，咳时有汗，鼻塞，流黄涕，咳声沙哑，咳痰黏稠不爽且黄；头痛，肢体酸软，口渴，怕风，身上有热，舌质发红，舌苔薄而黄，脉浮数或浮滑。

三、风燥咳嗽：表现为连续呛咳，干咳无痰，或黏痰少不易咳出，痰中或有血丝，喉咙干痒发痛，鼻唇干燥，咳时伴有胸痛，鼻塞，头痛，微寒，身热，舌质发红、干燥少津，舌苔薄且白，也有舌苔黄薄且干燥少津的，脉浮数。

【致病原因】

咳嗽是人体对入侵呼吸道的病邪所做的一种保护性反应。

【治疗】

以风寒咳嗽为例。选取大椎穴、尺泽穴、鱼际穴、经渠穴。大椎穴：在人体背部第 7 颈椎棘突下凹陷处。尺泽穴：在肘横纹中点处。鱼际穴：在大拇指第 1 掌骨中点桡侧，赤白肉际处。经渠穴：在小臂掌面桡侧、桡骨茎突与桡动脉之间凹陷处。

针具和施针部位严格消毒后，以三棱针点刺上述穴位二三下，至适量出血。然后在大椎穴拔火罐并留罐 8 分钟。隔日 1 次，至病愈为止。

以风热咳嗽为例。刺血疗法选取肺俞穴、尺泽穴、脾俞穴、足三里穴。肺俞穴：位于人体背部的第 3 脊椎棘突下，后中线旁开 1.5 寸。尺泽穴：在肘横纹中点处。脾俞穴：在人体背部的第 11 胸椎棘突下，后中线旁开 1.5 寸。足三里穴：在小腿外侧，距胫骨前缘 1 横指（中指）。

针具和施针部位严格消毒后，以三棱针点刺上述穴位，有血珠 3~5 滴为宜。每日 1 次，病愈为止。

注：肺俞穴要斜刺，最好从斜向脊柱的方向刺入，不可直刺、深刺！其所在位置的深层是肺和胸膜腔，直刺或深刺可能会伤及内脏器官，引发气胸。

【注意事项】

注意防寒保暖，避免寒邪侵体。

少吃肥腻食物，避免蕴湿生痰。

适当锻炼，提高身体抗病能力。

戒除烟酒，规律作息。

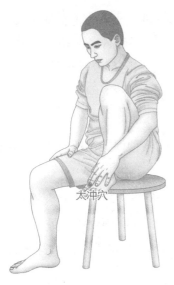

太冲穴

【病例】

患者男，40岁，反复咳嗽3周，发热1天。痰液黏稠不易咳出，鼻塞，流黄涕，咽、鼻干痒，舌质发红，头痛，四肢酸软无力，脉象浮滑。诊断为风热咳嗽。

刺血疗法选取太冲穴、少商穴、丰隆穴、风门穴。太冲穴：位于脚背，在大脚趾、次脚趾夹缝间后方凹陷处。少商穴：在手部大拇指末节桡侧，距指甲角0.1寸处。丰隆穴：在小腿外侧，外脚踝尖垂直向上8寸处。风门穴：在背部的第2胸椎棘突下，后中线旁开1.5寸处。

针具和施针部位严格消毒后，以三棱针点刺上述穴位二三下，至适量出血，然后在丰隆穴、风门穴拔火罐8分钟。隔日1次。3次治疗后，病人症状基本消除。

■ 哮喘

哮喘在中医学属"哮病"，是一种过敏性病症，发作时表现为呼吸困难，喉咙中有哮鸣音（金属丝震颤的声音），严重时张口抬肩、口唇指甲紫绀、无法平卧。肺气肿、心力衰竭、肺心病、急慢性支气管炎等疾病都伴有哮喘。哮喘往往反复发作，较难治愈。哮喘有季节性发病或加重，发作前会有喷嚏、咳嗽、鼻痒、胸闷等先兆。中医将哮喘分为以下几种类型。

一、寒哮型：表现为喉间有哮鸣音、呼吸急促，胸膈满闷伴有咳嗽，痰少不易咳出或有少量清稀的泡沫痰。有的病人喜欢喝热饮，面色晦暗带青色，怕冷无汗，身体疼痛，舌质淡白，舌苔白且腻，脉弦紧或浮紧。

二、热哮型：表现为气粗息涌伴有频繁的咳嗽，喉中有痰，痰稠厚发黄，不易咳出，哮鸣音如吼，胸胁胀闷，心烦口苦爱喝水，面赤，汗出，舌质发红，舌苔黄且腻，脉弦滑或滑数。

三、虚哮型：表现为咳喘气短，运动时加剧，痰多清稀，咳声低弱，神疲乏力，食欲减退，大便稀薄，舌质淡白，舌苔薄且白，口唇指甲紫绀，脉细弱，主要由脾肺虚弱、气虚乏力导致。

四、肺气亏虚型：表现为经常感冒，怕风，自汗，发病前会频繁打喷嚏，流清涕，鼻塞，舌苔薄白，脉濡。

五、脾气亏虚型：表现为身体倦怠乏力，痰多，饭量很小，便溏，舌苔薄白，脉细缓，饮食不当往往会引发此类哮喘。

六、肾气亏虚型：表现为运动后气短、气促，腰酸腿软，耳鸣，不能长时间工作或运动，腿脚冰冷，小便清长，舌淡，脉沉细。

【致病原因】

中医认为，哮喘是肺中蓄有宿痰，遇到外界诱因，如气候突变、饮食不当、情志失调、劳累等因素引发痰阻气道，导致气道挛急。肺脏失去肃降的功能，使肺气上逆引发痰鸣气喘。

【治疗】

以虚哮型为例。刺血疗法选取肺俞穴、定喘穴、膈俞穴、脾俞穴、足三里穴。肺俞穴：位于人体背部的第 3 脊椎棘突下，后中线旁开 1.5 寸。定喘穴：在人体背部的第 7 颈椎棘突下，后中线旁开 0.5 寸；膈俞穴：在人体背部的第 7 胸椎棘突下，后中线旁开 1.5 寸。脾俞穴：在人体背部的第 11 胸椎棘突下，后中线旁开 1.5 寸。足三里穴：在小腿外侧，距胫骨前缘 1 横指（中指）。

针具和施针部位严格消毒后，以三棱针点刺上述穴位二三下，至适量出血。然后，在肺俞穴、膈俞穴、脾俞穴上拔火罐 8 分钟，足三里穴艾灸 10 分钟。隔天 1 次。

以寒哮型为例。刺血疗法选取肺俞穴、丰隆穴、尺泽穴、风门穴、大杼穴。肺俞穴：位于人体背部的第 3 脊椎棘突下，后中线旁开 1.5

寸。丰隆穴：在小腿外侧，外踝尖上 8 寸，胫骨前肌的外缘。尺泽穴：在肘横纹中，肱二头肌肌腱桡侧凹陷处。风门穴：在第 2 胸椎棘突下，后中线旁开 1.5 寸。大杼穴：在第 1 胸椎棘突下，后中线旁开 1.5 寸。

针具和施针部位严格消毒后，以三棱针点刺上述穴位至出血，再以闪罐拔吸并留罐 5 分钟。隔天治疗 1 次。

以脾气亏虚型为例。刺血疗法选取大椎穴、定喘穴、肺俞穴、脾俞穴、中脘穴、丰隆穴。大椎穴：在背部第 7 颈椎棘突下凹陷处。定喘穴：在背部第 7 颈椎棘突下，后中线旁开 0.5 寸。肺俞穴：在背部第 3 胸椎棘突下，后正中线旁开 1.5 寸。脾俞穴：在背部第 11 胸椎棘突下，后中线旁开 1.5 寸。中脘穴：在前正中线上，肚脐垂直向上 4 寸。丰隆穴：在小腿外侧，外脚踝尖向上 8 寸，距胫骨前缘、中指 2 横指处。

针具和施针部位严格消毒后，以梅花针重叩大椎穴及双侧肺俞穴、定喘穴至略有血液渗出；再以梅花针轻叩脾俞穴，然后在大椎穴、定喘穴、脾俞穴上以火罐拔吸 10 分钟。每天治疗 1 次，症状缓解后，隔天 1 次。

注：肺俞穴要斜刺，最好从斜向脊柱的方向刺入，不可直刺、深刺！其所在位置的深层是肺和胸膜腔，直刺或深刺可能会伤及内脏器官，引发气胸。

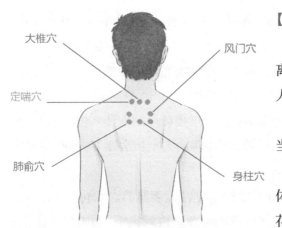

大椎穴
定喘穴
肺俞穴
风门穴
身柱穴

【注意事项】

保持良好心情，远离引发强烈精神刺激的人或事。

注意天气变化，适当增减衣服。

避免接触刺激性气体及易导致过敏的灰尘、花粉、食物、药物和其他可疑物。

饮食宜清淡而富有营养，忌生冷、肥甘、厚味、辛辣等。

戒除烟酒等不良习惯。

【病例】

张某，女，30岁。一年来经常有咳喘、憋闷的症状，病人自诉，经常发现口唇青紫的情况，还能听到自己喉咙里发出像金属丝震颤的声音，呼气时特别明显，吸气时基本察觉不到（病人所说即哮鸣音），有时发烧38℃。诊断为虚哮型哮喘。

刺血疗法取大椎穴、双侧定喘穴、双侧肺俞穴、双侧膈俞穴、双侧脾俞穴、双侧足三里穴。其中，大椎穴：在背部第7颈椎棘突下凹陷处。定喘穴：在背部第7颈椎棘突下，后中线旁开0.5寸；肺俞穴：在背部第3胸椎棘突下，后中线旁开1.5寸。膈俞穴：在背部第7胸椎棘突下，后中线旁开1.5寸。脾俞穴：在背部第11胸椎棘突下，后中线旁开1.5寸。足三里穴：在小腿前外侧，距胫骨前缘、中指1横指处。

针具和施针部位严格消毒后，以梅花针叩刺上述背俞穴至皮肤发红并有少量血丝，然后以火罐拔吸上述背俞穴，留罐5分钟，吸出少量瘀血。隔日1次。15次后症状消失，1年后回访，未见发作。

▌肺炎

中医将肺炎统称为风热犯肺或风温犯肺，是由外感风热、入内化热、久咳伤阴引发的病症，主要表现为发烧、咳嗽、咳痰。

中医将肺炎分为外感型和内伤型两大类，外感型主要包括风寒袭肺型、风热犯肺型、风燥伤肺型。内伤型包含痰湿蕴肺型、痰热郁肺型、寒饮伏肺型、肺气虚损型、肺肾阴虚型、肾虚不纳型。这几种在临床上较为常见。

一、风寒袭肺型：主要表现为嗓子痒、咳嗽声重、气急、痰呈白

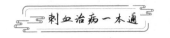

色且稀薄、鼻塞流清涕、头痛、四肢酸软、怕冷发烧、舌苔薄且白、脉浮紧。

二、风热犯肺型：表现为咳嗽频繁、气粗、咳声沙哑、痰黏稠且黄不易咳出、咽喉干痛、口渴、流黄涕、头痛、四肢酸软、怕风发烧、舌苔薄且黄、脉浮数或浮滑。

三、风燥伤肺型：表现为干咳、咽喉干痛、唇鼻干燥、痰少或无痰而且较黏、鼻塞头痛、微寒、发烧、舌质发红并且干燥少津、舌苔薄白或薄黄、脉浮数。

四、痰湿蕴肺型：表现为反复咳嗽、咳声重且浊、痰黏腻成块、痰多易咳、早上或饭后咳得厉害且痰多、吃甜腻食物会加重咳嗽和痰多、胸闷、恶心呕吐、疲倦、便溏、舌苔白腻、脉濡滑。

五、痰热郁肺型：表现为咳时气息粗且急促、痰多且黏稠色黄而且难以咯出、有血痰、胸胁胀满、咳时胸胁疼痛、舌苔黄薄且腻、舌质发红、脉滑数。

六、寒饮伏肺型：表现为咳喘严重无法平卧、白沫痰且量较多、遇到寒凉即发作、发则寒热、腰背痛、舌苔腻、脉弦紧。

七、肺气虚损型：表现为喘息急促且气短、咳声低弱、喉咙有鼾声、痰稀薄质黏且发白、怕风有汗、烦热口渴、面颧潮红、舌苔部分剥落、脉细数。

八、肺肾阴虚型：表现为喘咳时间较长、口咽干燥、面部潮红、内心烦躁、脚冷、汗出如油、舌质干红而少津、脉细。

九、肾虚不纳型：表现为喘咳急促时间较长、运动则喘息加剧、呼多吸少气息接续不上、咳时小便失禁、形瘦神疲、出汗但四肢冰冷、面唇青紫、脚背浮肿、舌质淡、舌苔薄、脉沉弱。

【致病原因】

中医认为肺炎的致病原因分为外因和内因。外因：外部环境中的寒湿、燥热之气侵袭人体，使肺气失宣诱发肺炎。内因：人体正气虚弱，长期劳累、饮食不当或久病体衰，导致肺肾阴虚，使肺气宣发和肃降的功能受损而诱发肺炎。

【治疗】

　　以痰热郁肺型为例。刺血疗法取大椎穴、风门穴、定喘穴、肺俞穴、丰隆穴、十宣穴。大椎穴：在背部第 7 颈椎棘突下凹陷处。风门穴：在背部第 2 胸椎棘突下，后中线旁开 1.5 寸。定喘穴：

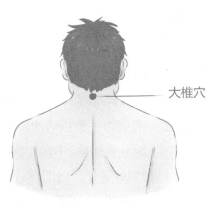

大椎穴

在背部第 7 颈椎棘突下，后中线旁开 0.5 寸。肺俞穴：在背部第 3 胸椎棘突下，后中线旁开 1.5 寸。丰隆穴：在小腿外侧，外脚踝尖向上 8 寸，距胫骨前缘、中指 2 横指处。十宣穴：手指 10 个指尖，距指甲 0.1 寸。

　　针具和施针部位严格消毒后，以三棱针点刺上述穴位二三下至适量出血。隔天 1 次，病愈为止。

　　以风热犯肺型为例。刺血疗法选取大椎穴、定喘穴、肺俞穴、膈俞穴、丰隆穴。大椎穴：在背部第 7 颈椎棘突下凹陷处。定喘穴：在背部第 7 颈椎棘突下，后中线旁开 0.5 寸。肺俞穴：在背部第 3 胸椎棘突下，后正中线旁开 1.5 寸。膈俞穴：在背部第 7 胸椎棘突下，后中线旁开 1.5 寸。丰隆穴：在小腿外侧，外脚踝尖向上 8 寸，距胫骨前缘、中指 2 横指处。

　　针具和施针部位严格消毒后，以三棱针点刺上述穴位至适量出血，之后，在各穴上以火罐拔吸 10 分钟。隔天 1 次，病愈为止。

【注意事项】

　　注意饮食清淡、营养，忌生冷、肥甘、辛辣。

　　根据天气变化增减衣服，适当锻炼提高抗病能力。

　　保持心情舒畅，性情急躁、郁怒容易化火伤肺。

　　戒除烟酒。

　　避免烟尘及有害气体侵害。

【病例】

尹某，女，46岁。发烧咳嗽，咳黄痰，胸胁疼痛，体温39℃，舌苔黄，脉弦数。诊断为痰热郁肺型肺炎。

刺血疗法选取太阳穴、丰隆穴。太阳穴：位于头部，在眉梢与外眼角连线、向后约1横指的凹陷处。丰隆穴：在小腿外侧，外脚踝尖向上8寸，距胫骨前缘、中指2横指处。

针具和施针部位严格消毒后，以三棱针在太阳穴、丰隆穴上点刺二三下，太阳穴出血10滴。丰隆穴点刺出血并以火罐拔吸，留罐10分钟。隔天1次，8次后症状缓解。

■ 眩晕

中医称"眩晕"为"头眩""掉眩"。眩，指眼花、眼前发黑；晕，指头晕，站立不稳。两种症状常常同时出现，所以称为眩晕。病情较轻的时候，闭上眼睛就可以减轻症状；病情较重时，病人如同坐在飘忽不定的车船中，旋转不定、无法站立，甚至不敢睁眼，有时还有恶心呕吐、耳鸣耳聋、汗出、面色苍白等症状，严重时会突然跌倒。中医将眩晕分为以下几种类型。

一、痰浊上犯型：表现为视物旋转，头重胸闷，站立不稳，睁眼则眩晕加重，面色苍白，胸腹闷满，冷汗，恶心呕吐胃口差，耳鸣，精神疲倦，口渴不思饮，舌质淡舌苔腻，脉滑。

二、肝阳上亢型：表现为眩晕常突然发作，头脑闷胀，恶心，心烦不安，情绪激动会加剧眩晕，口苦咽干，面部烘热，舌质发红、舌苔薄且黄，脉弦细或弦数。

三、气血亏虚型：表现为病人往往久病、大病或年老体衰，时常感到头昏心悸、乏力气短，劳累后时常眩晕，自汗，疲倦少言，唇甲淡白，面色苍白，心跳快，睡眠、胃口差，便溏，舌缘齿印、脉细弱或虚大。

四、肾精不足型：表现为眩晕时常发作，腰膝酸软，精神萎靡，耳鸣耳聋，遗精滑泄，舌形瘦嫩或嫩红，舌苔或没有，脉弦细或细数。

五、瘀血内阻型：表现为头痛，失眠健忘，耳聋脱发，心悸，精神不振，唇色暗紫，面色青紫，舌面有紫斑或瘀点，脉弦涩或细涩。

【致病原因】

中医认为，眩晕多因病人忧思易怒，或是肾阴不足令肝阳上亢导致。另外，平时喜欢吃肥甘厚味的人也容易使火、痰内蕴，痰火上扰蒙蔽清窍所致。元代大医朱丹溪有言，"无痰不作眩"。还有，体质亏虚、气血不足的人，气血无法濡养清窍也会导致眩晕。

【治疗】

以气血亏虚型眩晕为例。刺血疗法选取印堂穴、大椎穴、太冲穴、太溪穴、膈俞穴、肝俞穴、肾俞穴、脾俞穴等穴。印堂穴：在前额部，两眉头连线中点。大椎穴：背部第 7 颈椎棘突下凹陷处。太冲穴：在脚背上第 1、第 2 跖骨间隙的后方凹陷处。太溪穴：在脚内侧、内脚踝尖和跟腱之间的凹陷处。膈俞穴：在后背第 7 胸椎棘突下，后中线旁开 1.5 寸。肝俞穴：在后背第 9 胸椎棘突下，后中线旁开 1.5 寸。肾俞穴：在腰部第 2 腰椎棘突下，后中线旁开 1.5 寸。脾俞穴：在背部第 11 胸椎棘突下，后中线旁开 1.5 寸。

针具和施针部位严格消毒后，用三棱针点刺印堂穴、大椎穴至出血；点刺太冲穴、太溪穴至出血并挤压血液至 2~3 滴；点刺膈俞穴、肝俞穴、肾俞穴、脾俞穴及附近皮肤至适量出血，之后在背俞穴上以火罐拔吸 8 分钟。隔天治疗 1 次，病愈为止。

以肝阳上亢型为例。刺血疗法选取太冲穴、足临泣穴。太冲穴：在脚背的第 1、第 2 跖骨间隙的后方凹陷处。足临泣穴：在脚背外侧，第 4、第 5 脚趾跖骨夹缝中。

针具和施针部位严格消毒后，用三棱针点刺两个穴位至适量出

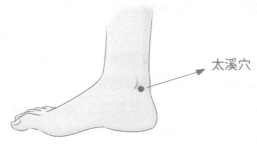

太溪穴

血。隔天治疗 1 次。

以肾精不足型为例。刺血疗法选取肾俞穴、太溪穴。肾俞穴：在腰部第 2 腰椎棘突下，后中线旁开 1.5 寸。太溪穴：位于内脚踝后方，在内脚踝尖和跟腱之间中点凹陷处。

针具和施针部位严格消毒后，用梅花针叩刺两个穴位至皮肤微红，或微微渗血为宜。隔天治疗 1 次。

【注意事项】

眩晕发作时马上休息，避免病情加重，并尽早就医。

清淡饮食，多吃富含蛋白质、氨基酸的食物，戒辛辣、油炸、肥腻的食物。

保持心情舒畅，劳逸结合，保证充足的睡眠。

【病例】

赵某，男，69 岁。近年来眩晕十多次，伴有耳鸣。3 天前再次发作，感到天旋地转，恶心呕吐。中医观察患者舌质淡，舌苔薄且白，脉象细弱。中医诊断为痰浊上犯型眩晕。刺血疗法选取印堂穴、大椎穴、太冲穴、太溪穴、膈俞穴、肝俞穴、肾俞穴、脾俞穴。印堂穴：在前额部，两眉头连线中点。大椎穴：在人体背部正中线上，第 7 颈椎棘突下凹陷处。太冲穴：在脚背的第 1、第 2 跖骨间隙的后方凹陷处。太溪穴：位于内脚踝后方，在内脚踝尖和跟腱之间中点凹陷处。膈俞穴：在后背的第 7 胸椎棘突下，后正中线旁开 1.5 寸。肝俞穴：在人体背部的第 9 胸椎棘突下，后中线旁开 1.5 寸。肾俞穴：在腰部第 2 腰椎棘突下，后中线旁开 1.5 寸。脾俞穴：在背部第 11 胸椎棘突下，后中线旁开 1.5 寸。

针具和施针部位严格消毒后，以三棱针在病人印堂、大椎二穴处点刺出血 5 滴；之后在太冲、太溪二穴点刺出血，挤压出血 3 滴；以三棱针点刺膈俞穴、肝俞穴、肾俞穴、脾俞穴及附近皮肤数下至出血，之后以火罐拔吸 4 个穴位，留罐 8 分钟。治疗 3 次后，症状消失。

▌头痛

头痛，中医又称为"头风"，表现为整个头部或头的局部或跳痛，或刺痛，或胀痛，或隐隐作痛。起病突然，持续数天、数小时不等，有的是一过性疼痛。发作时人伴有眩晕、恶心呕吐、心悸出汗，甚至是幻视、偏盲等症。头痛一般分为以下几种类型。

一、风寒型：表现为头部一侧或整个头跳痛、掣痛，程度较为剧烈，还会牵连脖子和背部疼痛。因风寒侵袭诱发，病人怕风寒，常常以帽子头巾包头，舌质淡红，舌苔薄且白，脉浮紧。

二、风热型：表现为头部胀痛，痛感剧烈，有如裂开，伴有发烧怕风，口渴，便秘，小便黄赤，脸发红，舌质发红，舌苔发黄，脉浮数。

三、肝阳上亢型：表现为头部一侧或双侧胀痛、抽掣痛，伴有面红目赤耳鸣，头晕目眩，心烦易怒，口苦胁痛，失眠多梦，舌质红而舌苔薄且黄，脉沉弦有力。

四、瘀阻脑络型：表现为头部一侧如锥刺样疼痛，日轻夜重，反复发作，经久不愈，伴有健忘心悸，月经失调，舌质暗紫，脉象弦涩。

五、肝气郁结型：表现为头部一侧胀痛，伴有眩晕、心烦失眠，同时两胁窜痛，情绪激动、恼怒会诱发头痛，发作时口苦，舌质淡红，舌苔发白，脉象弦。

六、痰浊上蒙型：表现为头部一侧沉重发蒙，伴有胸脘满闷，吐痰涎，胃口差恶心欲呕，舌苔白且腻，脉象弦滑。

七、肝肾阴虚型：表现为头部一侧疼痛，时轻时重，伴有耳鸣及咽干口燥、腰膝酸软，心烦失眠，舌质发红，舌苔少，脉象弦细数。

八、气血两虚型：表现为头部一侧疼痛，疲劳时加剧，伴有眩晕、乏力、汗出气短的症状，病人怕风怕冷，心悸不宁，面色少华，精神倦

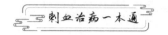

怠、舌质淡、舌苔薄且白，脉象细弱。

九、脾肾阳虚型：表现为头部一侧疼痛，劳累、受寒会诱发或加重，迁延不愈，发作时病人精神疲乏，身上及四脚冰凉，胃口差，便溏，腰腿酸痛，舌质淡胖、舌苔白，脉象沉细。

【致病原因】

中医认为，头痛的外因是：头部是诸阳之会，最容易被外邪侵袭，造成气血逆乱导致头痛；头痛的内因则是心情不舒造成情志郁结，五志化火上扰清空，而饮食不节伤及脾胃，蕴生痰湿，痰湿蒙清窍、遏清阳造成经络不通，也会导致头痛。

另外，头部或五官疾病也是引发头痛的因素，特别是颅内病变或颅外伤导致的头痛，不宜采用刺血疗法。

【治疗】

以肝阳上亢型头痛为例。刺血疗法选取双侧合谷穴、太冲穴。合谷穴：在手背的第1、第2掌骨间，第2掌骨桡侧的中点处。太冲穴：在脚背的第1、第2跖骨间隙的后方凹陷处。

针具和施针部位严格消毒后，以三棱针刺血上述穴位至少许出血。每天1次，病愈为止。

以风寒型头痛为例。刺血疗法选取太阳穴、印堂穴、百会穴、大椎穴。太阳穴：位于头部，在眉梢与外眼角连线、向后约一横指的凹陷处。印堂穴：在前额部，两眉头连线中点。百会穴：在头顶正中。取穴时，举双手，虎口张开，大拇指指尖与耳尖相触，掌心向头，四指向上，双手中指在头顶正中相触所在的位置即此穴。大椎穴：在人体背部正中线上，第7颈椎棘突下凹陷处。

针具和施针部位严格消毒后，以三棱针点刺太阳穴、百会穴至出血，再以梅花针重叩刺印堂穴、百会穴、大椎穴至皮肤微微发红或微微渗血为宜。隔天1次治疗。

以风热型头痛为例。刺血疗法选取印堂穴、百会穴、大椎穴、太阳穴、风池穴、行间穴。印堂穴：在前额部，两眉头连线中点。百会穴：在头顶正中。取穴时，举双手，虎口张开，大拇指指尖与耳尖相触，掌心向头，四指向上，双手中指在头顶正中相触所在的位置即是此穴。大椎穴：在人体背部正中线上，第 7 颈椎棘突下凹陷处。太阳穴：位于头部，在眉梢与外眼角连线、向后约一横指的凹陷处。风池穴：后颈部，后头骨下方、颈部两条大筋外侧的陷窝中，和耳垂齐平。行间穴：在脚背，处于大脚趾、次脚趾间，趾蹼缘后方赤白肉际位置。

针具和施针部位严格消毒后，以梅花针叩刺印堂穴—百会穴—大椎穴，再叩刺印堂穴—太阳穴—风池穴至皮肤发红或微微渗血为宜。再以三棱针点刺行间穴至少许出血。隔天治疗 1 次，病愈为止。

【注意事项】

若有头痛剧烈、呕吐频发的情况，请及时就诊。

保持规律作息，注意劳逸结合，避免过度紧张、疲劳，诱发头疼。

适当运动，如快步走、慢跑、游泳、打太极等。

保持好心情，避免精神刺激。

【病例】

杨某，男，29 岁。3 年前，右侧头部跳痛，伴有恶心、多梦，每次发作会持续 2 天。中医诊脉发现：脉弦，舌质暗红，舌苔薄且白。诊断为瘀阻脑络型头痛。

刺血疗法选取百会穴、双侧太阳穴、印堂穴、少商穴、风池穴。

百会穴：在头顶正中。取穴时，举双手，虎口张开，大拇指指尖与耳尖相触，掌心向头，四指向上，双手中指在头顶正中相触所在的位置即此穴。太

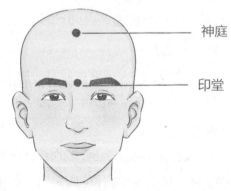

神庭

印堂

阳穴：位于头部，在眉梢与外眼角连线、向后约一横指的凹陷处。印堂穴：在前额部，两眉头连线中点。少商穴：是肺经最末端的穴位，位于拇指指甲根角外侧上方 0.1 寸处。风池穴：在后颈部，后头骨下方、颈部两条大筋外侧的陷窝中，和耳垂齐平。

针具和施针部位严格消毒后，以三棱针在百会穴、双侧太阳穴、印堂穴、少商穴、风池穴等穴位点刺，至少许出血。每天 1 次，15 次治疗后症状消失。

追访一年未复发。

▌惊悸

惊悸，主要表现为突然惊慌、心跳不能自主，多为阵发性，有时也呈持续性，同时伴有胸闷气短、胸痛、喘息、头晕、失眠、咽干口燥、舌红苔黄、尿黄便干等症状。惊悸一般分为 2 种类型。

一、心气不足、胆怯易惊型：表现为易惊易怒、心悸不宁，疲劳时会加重，伴有胸闷气短、自汗、坐卧不安等症状，听到声响就心烦，多梦易醒，舌质淡，舌苔薄且白，脉象细数或细弦。

二、心脾两虚型：表现为心跳气短，心神不安，失眠多梦，思虑过度会加重病情，伴有精神倦怠，乏力，眩晕健忘，唇面无华，腹胀食少，稀便，舌质淡红，舌苔白，脉细弱。

【致病原因】

中医认为，人体脏腑器官功能失调，导致气血虚弱或心气不足，或有痰湿、瘀血阻滞心脉使心脉不畅，心脏得不到濡养会引起惊悸。

【治疗】

以心脾两虚型为例，刺血疗法选取内关穴、心俞穴、脾俞穴、胆俞穴、足三里穴 5 个穴位。内关穴：在小臂掌侧，腕横纹垂直向肘部四指、小臂正中线上。心俞穴：在背部第 5 胸椎棘突下，后中线旁开 1.5

寸。脾俞穴：在背部第 11 胸椎棘突下，后中线旁开 1.5 寸。胆俞穴：在背部第 10 胸椎棘突下，后中线旁开 1.5 寸。足三里穴：在小腿前外侧，距胫骨前缘、中指 1 横指处。

针具和施针部位严格消毒后，以三棱针点刺上述 5 个穴位，至少许出血，之后在 5 穴上火罐拔吸 8 分钟。起罐后，各穴位艾灸 8 分钟。隔天 1 次。

以心气不足、胆怯易惊型为例。刺血疗法选取内关穴、郄门穴、神门穴、厥阴俞穴、巨阙穴、胆俞穴等穴。内关穴：在小臂掌侧，腕横纹垂直向肘部 4 指，小臂正中线上。郄门穴：位于前臂掌侧，腕横纹上 5 寸。神门穴：掌心向上，神门穴位于腕骨后缘、掌后第 1 横纹上。厥阴俞穴：第 4 胸椎棘突下，后中线旁开 1.5 寸处。巨阙穴：位于上腹部，前正中线上，肚脐垂直向上 6 寸。胆俞穴：在背部第 10 胸椎棘突下，后中线旁开 1.5 寸。

针具和施针部位严格消毒后，以三棱针点刺上述穴位至少许出血。隔天治疗 1 次，病愈为止。

【注意事项】

保持乐观、情绪稳定，远离带来刺激的人和事。

规律作息，适度运动，减少忧思、恼怒。

清淡饮食，注意营养，忌生冷、肥腻、辛辣食物。

【病例】

姜某，男，50 岁。心神不安、心慌心跳，心悸烦躁半年有余，伴有情绪惊恐紧张，噩梦，头昏目眩，失眠，胃口差，便秘，小便短少，舌质发红，舌苔微黄，脉弦细。

中医诊断为心气虚导致的惊悸。刺血疗法选取内关穴、心俞穴、肝俞穴、胆俞穴四穴。

内关穴：在小臂掌侧，腕横纹垂直向肘部四指、小臂正中线上。心俞穴：在背部第 5 胸椎棘突下，后中线旁开 1.5 寸。肝俞穴：在人体背部的第 9 胸椎棘突下, 后中线旁开 1.5 寸。胆俞穴: 在背部第 10 胸椎棘突下, 后中线旁开 1.5 寸。

针具和施针部位严格消毒后, 以三棱针刺血上述 4 个穴位, 至少许出血。之后在上述 4 个穴位施火罐并留罐 8 分钟。起罐后, 再艾灸 4 个穴位 8 分钟。隔天 1 次, 15 次治疗后, 病人的症状全部消失。

▍慢性胃炎

慢性胃炎在中医学中属 "胃脘痛" 的范畴, 主要表现为上腹部疼痛、消化不良、胃口差、胃酸过多、上腹胀、嗳气等, 主要有以下几种类型。

一、脾胃虚寒型: 表现为胃脘胀满不舒, 有持续的痛感, 进食热的东西后会缓解, 喜温暖、喜按揉, 精神倦怠, 乏力, 手脚冰凉, 溏便, 面色苍白, 舌质淡, 舌苔薄且白, 脉沉细或弱。

二、胃热炽盛型: 表现为胃脘满胀疼痛, 口苦或口臭或口黏, 吐酸, 心烦, 舌质发红, 舌苔黄或腻, 脉数。

三、肝胃气滞型: 表现为胃脘胀满疼痛, 疼痛走窜, 有时会牵引胁背疼痛, 随情志变化而加重或减轻, 嗳气频发, 口苦恶心, 不思饮食, 精神抑郁, 夜寐不安, 舌红, 泛酸, 舌苔薄且白, 脉弦。

四、瘀阻胃络型: 表现为胃脘疼痛如同针刺或刀割, 痛处固定, 不敢按揉, 伴有黑便, 舌质暗紫, 脉涩。

五、胃气壅滞型: 表现为胃脘胀痛, 饭后加重, 嗳气, 打嗝有酸腐气, 有伤食病史, 冷热都会引发不适, 舌质发红, 舌苔薄白或厚, 脉滑。

六、胃阴亏虚型: 表现为胃脘隐痛, 有灼热感, 饭量变小, 口干, 大便干燥, 舌质发红而少津, 脉细数。

【致病原因】

中医认为慢性胃炎的致病因素主要有: 外邪侵体、饮食不当导致内伤、情志失调、大病或久病之后身体虚弱……这些因素都会损伤脾胃，破坏脾胃的升降功能，致使中焦气机受阻引发慢性胃炎。

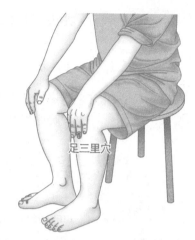

足三里穴

【治疗】

以胃气壅滞型为例。刺血疗法选取胃俞穴、脾俞穴、中脘穴、天枢穴、足三里穴 5 个穴位。胃俞穴：在后背的第 12 胸椎棘突下，后中线旁开 1.5 寸。脾俞穴：在后背的第 11 胸椎棘突下，后中线旁开 1.5 寸。中脘穴：在前正中线上，肚脐垂直向上 4 寸。天枢穴：和肚脐在同一水平线上，距肚脐 2 寸。足三里穴：在小腿前外侧，距胫骨前缘中指 1 横指处。

针具和施针部位严格消毒后，用三棱针点刺上述穴位至适量出血。每天 1 次，病愈为止。

以胃热炽盛型为例。刺血疗法选取足三里穴、曲泽穴、中脘穴。足三里穴：在小腿前外侧，距胫骨前缘中指 1 横指处。曲泽穴：在人体的肘横纹中，在肱二头肌腱的尺侧缘。中脘穴：在前正中线上，肚脐垂直向上 4 寸。

针具和施针部位严格消毒后，用三棱针点刺足三里穴、曲泽穴至出血数滴，再以梅花针叩刺中脘穴至出血，再以火罐拔吸中脘穴，留罐 10 分钟。隔天治疗 1 次，病愈为止。

以肝胃气滞型为例。刺血疗法选取内关穴、中脘穴、足三里穴、阳陵泉穴、太冲穴、期门穴。内关穴：手掌向上，掌关节横纹中线垂直向上，约 3 指宽的凹陷处即内关穴。中脘穴：在前正中线上，肚脐垂直向上 4 寸。足三里穴：在小腿前外侧，距胫骨前缘中指 1 横指处。阳陵泉穴：在小腿外侧，正坐，膝盖和小腿成直角，右手掌握左膝盖前下方，四指向内，大拇指指腹所在位置就是此穴。太冲穴：位于脚背部，在脚部大脚趾、次脚趾夹缝间后方凹陷处。期门穴：在人体胸部，

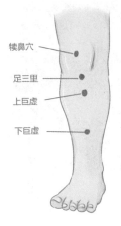

犊鼻穴

足三里

上巨虚

下巨虚

乳头正下方、第 6 肋间隙，前正中线旁开 4 寸处。

针具和施针部位严格消毒后，用三棱针点刺内关穴、足三里穴、阳陵泉穴、太冲穴至出血数滴，再以梅花针叩刺中脘穴、期门穴至出血，再以火罐拔吸中脘穴、期门穴。隔天治疗 1 次，病愈为止。

以瘀阻胃络型为例。刺血疗法选取内关穴、中脘穴、足三里穴、肝俞穴、三阴交穴。内关穴：手掌向上，掌关节横纹中线垂直向上，约 3 指宽的凹陷处即为内关穴。中脘穴：在前正中线上，肚脐垂直向上 4 寸。足三里穴：在小腿前外侧，距胫骨前缘中指 1 横指处。肝俞穴：在人体背部的第 9 胸椎棘突下，后中线旁开 1.5 寸。三阴交穴：位于小腿内侧，内脚踝尖正上方 4 指宽的凹陷处。

针具和施针部位严格消毒后，以三棱针点刺上述穴位至出血数滴，隔天治疗 1 次，病愈为止。

以胃阴亏虚型为例。刺血疗法选取内关穴、中脘穴、足三里穴、胃俞穴、脾俞穴、公孙穴。内关穴：手掌向上，掌关节横纹中线垂直向上，约 3 指宽的凹陷处即为内关穴。中脘穴：在前正中线上，肚脐垂直向上 4 寸。足三里穴：在小腿前外侧，距胫骨前缘中指 1 横指处。胃俞穴：在后背第 12 胸椎棘突下，后正中线旁开 1.5 寸。脾俞穴：人体背部的第 11 胸椎棘突下，后中线旁开 1.5 寸。公孙穴：在足内侧缘，第 1 跖趾关节近端、足弓骨下方凹陷处。

针具和施针部位严格消毒后，以三棱针点刺上述穴位至出血数滴。隔天治疗 1 次，病愈为止。

【注意事项】

以清淡易消化的饮食为主，忌生冷、油腻、辛辣的食物。

规律饮食，不要过饥或过饱，可少食多餐。

【病例】

杨某，女，49 岁。病人胃脘部疼痛 1 年，近一周加重。胃脘胀满不舒,并痛感连绵不断,吃了热的食物或喝热饮后会有缓解,按揉胃部会觉得舒服。感觉乏力、提不起精神,手脚冰凉,大便溏稀,面色苍白,舌质淡,舌苔薄且白,脉沉细。中医诊断为脾胃虚寒型慢性胃炎。

刺血疗法选取中脘穴、天枢穴、足三里穴、内关穴、公孙穴。中脘穴:在前正中线上,肚脐垂直向上 4 寸。天枢穴:位于腹部,与肚脐平齐,距肚脐左右各 2 寸。足三里穴:在小腿前外侧,距胫骨前缘中指 1 横指处。内关穴:手掌向上,掌关节横纹中线垂直向上,约 3 指宽的凹陷处即内关穴。公孙穴:在足内侧缘,第 1 跖趾关节近端、足弓骨下方凹陷处。

针具和施针部位严格消毒后,用毫针刺足三里穴、中脘穴,直刺 1 寸,使患者感觉局部酸胀沉重,胃部有收缩感。内关穴直刺 1.5 寸,使患者有麻电感向指端发送。之后,在足三里穴、神阙穴、中脘穴艾灸。10 次治疗后,症状消除。1 年后回访,未见复发。

▌胃下垂

胃下垂严重影响消化功能,主要表现为胃痛、食欲不振、上腹胀满、消瘦乏力、嗳气、恶心呕吐、肠鸣、胃下坠感,或伴有便秘、腹泻、气短、眩晕、心悸、失眠、多梦等。胃下垂主要分为以下几种类型。

一、脾胃虚弱、痰饮内停型:主要表现为胃内有振荡的水声,或者水在肠胃间有咕噜声,胃脘胀满不舒,吐清水或痰涎,伴有心悸气短,头晕目眩,舌质淡而胖大,舌边有齿痕,舌苔白滑,脉弦滑或弦细。

二、脾虚气陷型:主要表现为脘腹坠胀,站立、饭后或劳累后加剧,平卧减轻,食欲不振,面色萎黄,形体消瘦,精神倦怠,少气懒言,嗳气,泛吐痰涎,大便稀薄,舌淡有齿痕,舌苔薄且白,脉细或濡。

三、胃阴不足型：主要表现为胃脘坠痛、痞满，饿但没有食欲，咽干口燥，喜饮，胃口差，消瘦，大便干，舌质红少津少苔、有裂纹，脉细数。

四、胃络瘀阻型：脘腹坠胀疼痛，饭后加剧，形体消瘦，面色晦暗，呕血或黑便，舌质紫暗或有瘀斑，舌苔薄，脉涩。

五、脾胃不和型：主要表现为胃脘胀满，甚至牵连胸胁，饭后加剧，嗳气，恶心呕吐，大便时干时稀，舌淡红，舌苔白且厚，脉缓。

【致病原因】

中医认为胃下垂主要有以下原因：脾胃虚弱，中气不足或气虚下陷，升提无力。

【治疗】

以脾虚气陷型为例。刺血疗法选取足三里穴、气海穴、胃俞穴3个穴位。足三里穴：在小腿前外侧，距胫骨前缘中指1横指处。气海穴：在下腹部、前正中线上，肚脐垂直向下1.5寸处。胃俞穴：在后背第12胸椎棘突下，后正中线旁开1.5寸。

针具和施针部位严格消毒后，以毫针刺入上述3个穴位至轻微出血2滴，之后以艾炷灸3壮。隔天1次，5次为1个疗程。

以脾胃虚弱、痰饮内停型为例。刺血疗法选取中脘穴、梁门穴、神阙穴、百会穴、丰隆穴、足三里穴。中脘穴：在前正中线上，肚脐垂直向上4寸。梁门穴：在上腹，肚脐垂直向上4寸。神阙穴：肚脐。百会穴：在头顶正中。取穴时，举双手，虎口张开，大拇指指尖与耳尖相触，掌心向头，四指向上，双手中指在头顶正中相触所在的位置即此穴。丰隆穴：在小腿外侧，外脚踝尖垂直向上8寸处。足三里穴：在小腿前外侧，距胫骨前缘中指1横指处。

针具和施针部位严格消毒后，以三棱针刺入上述穴位至轻微出血5滴，之后艾灸足三里穴。隔天治疗1次，5次为1个疗程。

以脾胃不和型为例。刺血疗法选取中脘穴、梁门穴、神阙穴、百会

穴、太冲穴、丘墟穴。中脘穴：在前正
中线上，肚脐垂直向上 4 寸。梁门穴：
在上腹，肚脐垂直向上 4 寸。神阙穴：
肚脐。百会穴：在头顶正中。取穴时，
举双手，虎口张开，大拇指指尖与耳尖
相触，掌心向头，四指向上，双手中指
在头顶正中相触所在的位置即此穴。

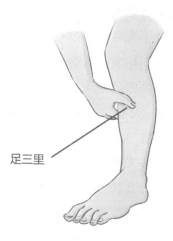

足三里

太冲穴：位于脚背部，在大脚趾、次脚
趾夹缝间后方凹陷处。丘墟穴：外脚
踝的前下方，趾长伸肌腱的外侧凹陷处。

　　针具和施针部位严格消毒后，以三棱针刺入上述穴位至轻微出
血。隔天治疗 1 次，5 次为 1 个疗程。

　　以胃阴不足型为例。刺血疗法选取中脘穴、梁门穴、神阙穴、百会
穴、太溪穴和三阴交穴。中脘穴：在前正中线上，肚脐垂直向上 4 寸。
梁门穴：在上腹，肚脐垂直向上 4 寸。神阙穴：肚脐。百会穴：在头
顶正中。取穴时，举双手，虎口张开，大拇指指尖与耳尖相触，掌心向
头，4 指向上，双手中指在头顶正中相触所在的位置即此穴。太溪穴：
位于内脚踝后方，在内脚踝尖和跟腱之间中点凹陷处。三阴交穴：位
于小腿内侧，内脚踝尖正上方 4 指宽的凹陷处。

　　针具和施针部位严格消毒后，以三棱针刺入上述穴位至轻微出
血。隔天治疗 1 次，病愈为止。

【注意事项】

　　饮食以清淡、富有营养为主，忌生冷、油腻、辛辣食物。

　　适当运动，提高抗病能力。

　　保持良好心境，避免过度劳累。

【病例】

　　刘某，女，68 岁。近两年来感觉胃部、肚子有胀满疼痛，牵连着

胸和胁也跟着疼，饭后情况会加剧，时常叹气，有时恶心、呕吐，大便有时干有时稀。中医望诊见舌质淡红，舌苔发白、厚腻，脉缓。诊断为脾胃不和型胃下垂。

刺血疗法取神阙穴、天枢穴、梁门穴、脾俞穴 4 个穴位。神阙穴：肚脐。天枢穴：位于腹部，与肚脐平齐，距肚脐左右各 2 寸。梁门穴：在上腹，肚脐垂直向上 4 寸。脾俞穴：人体背部的第 11 胸椎棘突下，后中线旁开 1.5 寸。

针具和施针部位严格消毒后，以三棱针在天枢穴、梁门穴、脾俞穴 3 个穴位点刺放血少许，然后艾灸神阙穴、天枢穴、梁门穴、脾俞穴 4 个穴位至皮肤微微发红。治疗 10 次后，症状明显改善。

▌泄泻

中医所说泄泻也就是腹泻，主要症状表现为排便次数多，粪便清稀，甚至有水便、脓血，伴有腹痛、乏力、消瘦、肠鸣等。泄泻主要表现为以下几种类型。

一、寒湿型：主要表现为腹部胀痛，大便稀薄多水，肠鸣，胃口差，有时会发烧怕冷，伴有肢体酸痛，鼻塞头痛，舌质淡红，舌苔白，脉浮。

二、湿热型：泻下急促如同水注，粪便有臭味，呈黄褐色，肛门有灼热感，小便短赤，伴有心烦口渴、呕吐恶心、神疲乏力、头痛，舌质红，舌苔黄腻，脉濡滑数。

三、伤食型：腹部疼痛不能按揉，大便味犹如臭鸡蛋，泻后疼痛缓解，有时会排泄不畅，胃部满闷不思饮食，打嗝会有酸腐味，舌苔垢浊，脉滑数或沉弦。

四、脾虚型：腹泻多次发作，大便溏泻不一，受寒加剧，大便中含有消化未完的食物，腹胃闷胀，腹鸣伴有隐痛、胃口差、面发无华、四肢懒动乏力，舌质淡，舌苔白、脉缓弱。

五、肾虚型：早起腹泻，小腹隐隐作痛有肠鸣、大便中含有消化未完的食物，腹胀，温暖、按揉会感到舒服，食欲不佳，腰酸膝软，怕冷，舌淡苔白，脉沉细。

六、肝郁型：腹痛和腹泻交替进行，伴有腹鸣，胸闷胃满，常打嗝，胃口差，屁多，舌苔薄且白，脉细弦，情志变化容易诱发。

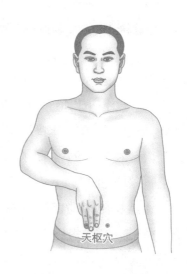

天枢穴

【致病原因】

中医认为，泄泻的主要原因在于：脾、胃和大、小肠被外邪侵袭，特别是湿邪；或者过度食用生冷食物损伤脾胃；或者是情志不舒，肝气郁结犯脾胃，导致脾胃运化失常。

【治疗】

以伤食型为例。刺血疗法选取足三里穴、天枢穴、中脘穴3个穴位。足三里穴：在小腿前外侧，距胫骨前缘中指1横指处。天枢穴：位于腹部，与肚脐平齐，距肚脐左右各2寸。中脘穴：在前正中线上，肚脐垂直向上4寸。

针具和施针部位严格消毒后，以三棱针点刺足三里穴，挤压出血3~5滴；再以梅花针叩刺天枢、中脘，之后以火罐拔吸天枢穴、中脘穴并留罐5分钟。隔天治疗1次，5次为一个疗程。

以湿热型为例。刺血疗法选取天枢穴、中脘穴、气海穴、上巨虚穴。天枢穴：位于腹部，与肚脐平齐，距肚脐左右各2寸。中脘穴：在前正中线上，肚脐垂直向上4寸。气海穴：在下腹部、前正中线上，肚脐垂直向下1.5寸处。上巨虚穴：位于小腿外侧，足三里下3寸（膝盖骨外侧下方凹陷处向下约4指宽即足三里穴）。

针具和施针部位严格消毒后，以三棱针点刺上述穴位至出血3~5滴。隔天治疗1次，病愈为止。

以脾虚型为例。刺血疗法选取大肠俞穴、关元穴、足三里穴、脾俞穴、胃俞穴、梁门穴。其中, 大肠俞穴: 在腰部的第 4 腰椎棘突下, 后中线旁开 1.5 寸。关元穴: 在下腹部、肚脐眼正下方 4 横指 (食指、中指、无名指、小拇指)。足三里穴: 膝盖骨外侧下方凹陷处向下约 4 指处。脾俞穴: 在人体背部的第 11 胸椎棘突下, 后中线旁开 1.5 寸。胃俞穴: 在后背的第 12 胸椎棘突下, 后中线旁开 1.5 寸。梁门穴: 在上腹, 肚脐垂直向上 4 寸。

针具和施针部位严格消毒后, 以三棱针点刺上述穴位至出血 3~5 滴, 抽针后, 再以火罐拔吸上述穴位各 10 分钟。隔天治疗 1 次, 病愈为止。

以肾虚型为例。刺血疗法选取大肠俞穴、关元穴、足三里穴、气海穴、命门穴、肾俞穴。大肠俞穴: 在腰部的第 4 腰椎棘突下, 后中线旁开 1.5 寸。关元穴: 在下腹部、肚脐眼正下方 4 横指 (食指、中指、无名指、小拇指)。足三里穴: 膝盖骨外侧下方凹陷处向下约 4 指处。气海穴: 在下腹部、前正中线上, 肚脐垂直向下 1.5 寸处。命门穴: 位于腰部后正中线上, 第 2 腰椎棘突下凹窝处。肾俞穴: 在腰部第 2 腰椎棘突下, 后中线旁开 1.5 寸。

针具和施针部位严格消毒后, 以三棱针点刺上述穴位至出血 3~5 滴, 抽针后, 以火罐拔吸关元穴、足三里穴、气海穴、肾俞穴、命门穴各 10 分钟, 再艾灸关元穴、足三里穴、命门穴。隔天治疗 1 次, 病愈为止。

【注意事项】

注意卫生, 饮食以清淡、易消化为主, 忌生冷、油腻及辛辣食物。

如有泄泻脱水的情况, 要及时补液。

适当锻炼提高抗病能力。

【病例】

张某，男，46岁。近半年反复腹痛、腹泻，有时便溏，受寒会加剧，便中有未消化的食物，胃部闷胀不适，有腹鸣，发作时胃口很差。

中医望诊发现病人面色暗淡，舌质淡，舌苔白，脉缓弱。诊断为脾虚型泄泻。

刺血疗法选取尺泽穴、天枢穴、大横穴、足三里穴、梁丘穴。尺泽穴：在肘横纹中，肱二头肌肌腱桡侧凹陷处。天枢穴：位于腹部，与肚脐平齐，距肚脐左右各2寸。大横穴：肚脐水平旁开4寸即大横穴。足三里穴：在小腿前外侧，距胫骨前缘中指1横指处。梁丘穴：在股前区，髌底上2寸，髂前上棘与髌底外侧端的连线上。

针具和施针部位严格消毒后，以三棱针刺血上述5个穴位至少量出血，然后艾灸足三里穴10分钟。隔天治疗1次，8次之后，症状消失。

▌呕吐

中医认为，呕吐总的病机在于脏腑功能失调、食积、外邪等因素导致胃气上逆，引发呕吐。主要分为以下几种情况。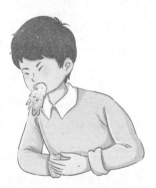

一、肝气犯胃型：表现为干呕或呕吐，频繁吞酸、嗳气，心情郁闷不舒，情绪不佳，经常烦躁、易怒或哭泣，胃脘不适，胸胁胀满，情志不舒会加重，舌质淡，舌苔薄，脉弦。

二、脾胃虚弱型：表现为厌食，少言气短，精神倦怠，消瘦乏力，面色萎黄，口淡，饭后腹胀，舌淡苔白，脉濡缓。

三、积食停滞型：表现为呕吐有酸腐味，腹胃胀满，嗳气，胃口差，吐后感觉舒服，伴有大便味道很臭，舌质淡红，舌苔厚腻，脉滑实。

四、邪浊扰胃型：表现为胸脘满闷，心境不佳，呕吐猛烈且量多，伴有发烧、怕风，身上酸痛，舌质淡，舌苔薄白腻，脉浮滑。

五、痰饮内停型：表现为脘腹胃满闷，食欲差，呕吐清水或痰涎，有肠鸣，伴有头晕目眩、心悸，睡眠差，舌质淡，舌苔白腻或水滑，脉弦滑。

六、肾气亏虚型：表现为呕吐时间持续比较长，身体消瘦，腰膝酸软，精神疲惫，面色苍白，四肢冰冷，健忘，舌质淡胖，舌边有齿印，舌苔白腻，脉沉细迟。

【致病原因】

脏腑功能失调、食积、外邪等因素导致胃气上逆，使胃中的内容物吐出。

【治疗】

以肾气亏虚型为例。刺血疗法选取中脘穴、内关穴、足三里穴、太冲穴4个穴位。中脘穴：在人体上腹部，肚脐上方4寸处。内关穴：手掌向上，掌关节横纹中线垂直向上，约3指宽的凹陷处即为内关穴。足三里穴：在小腿前外侧，距胫骨前缘中指1横指处。太冲穴：位于脚背部，在脚部大脚趾、次脚趾夹缝间后方凹陷处。

针具和施针部位严格消毒后，以三棱针点刺上述4个穴位至少许出血，之后，在中脘、内关、足三里处以火罐拔吸8分钟。每周治疗1次，5次为一个疗程。

以肝气犯胃型为例。刺血疗法选取上脘穴、阳陵泉穴、太冲穴、梁丘穴、神门穴。上脘穴：在腹部，肚脐正上5寸处。阳陵泉穴：在小腿外侧，正坐，膝盖和小腿成直角，右手掌握左膝盖前下方，四指向内，大拇指指腹所在位置就是此穴。太冲穴：位于脚背，在脚部大脚趾、次脚趾夹缝间后方凹陷处。梁丘穴：在股前区，髌底上2寸，髂前上棘与髌底外侧端的连线上。神门穴：掌心向上，神门穴位于腕骨后缘、掌后第1横纹上。

针具和施针部位严格消毒后，以三棱针点刺上述穴位至少许出血。每周治疗1次，病愈为止。

以积食停滞型为例。刺血疗法选取下脘穴、足三里穴、天枢穴。下脘穴：位于上腹部，前正中线上，肚脐垂直向上2寸。足三里穴：膝盖骨外侧下方凹陷处向下约4指处。天枢穴：位于腹部，与肚脐平齐，距肚脐左右各2寸。

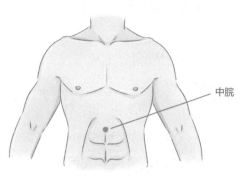

中脘

针具和施针部位严格消毒后，以三棱针点刺上述穴位至少许出血，抽针后以火罐拔吸3个穴位。隔3天治疗1次，病愈为止。

以邪浊扰胃型为例。刺血疗法选取大椎穴、外关穴、合谷穴、三阴交穴、太冲穴。大椎穴：在人体背部正中线上，第7颈椎棘突下凹陷处。外关穴：在手背正中线与腕横纹上2寸处。合谷穴：左手拇指、食指90°伸展，以右手拇指第一关节横纹压在左手虎口上，右手拇指指尖点到的位置就是左手的合谷穴。三阴交穴：位于小腿内侧，内脚踝尖正上方4指宽的凹陷处。太冲穴：位于脚背，在脚部大脚趾、次脚趾夹缝间后方凹陷处。

针具和施针部位严格消毒后，以三棱针点刺上述穴位至少许出血。隔2天治疗1次，病愈为止。

以痰饮内停型为例。刺血疗法选取章门穴、公孙穴、中脘穴、丰隆穴。章门穴：在肋侧。取穴时屈前臂，以两肘肘尖夹紧双侧肋骨，肘尖正对的肋骨位置即此穴。公孙穴：在足内侧缘，第1跖趾关节近端、足弓骨下方凹陷处。中脘穴：在人体上腹部，肚脐上方4寸处。丰隆穴：在小腿外侧，外脚踝尖垂直向上8寸处。

针具和施针部位严格消毒后，以三棱针点刺上述穴位至少许出血。隔1天治疗1次，病愈为止。

【注意事项】

清淡饮食，以容易消化的食物为主，忌生冷、油腻、辛辣之物。

养成良好的生活习惯，不可暴饮暴食，避免风、寒、暑、湿外邪入侵。

保持心情舒畅，避免精神刺激。

【病例】

王某，女，31 岁。近一个月来胸胁胀满，食欲差，吃东西就吐，时常吞酸，心情不好时情况加剧，时常暴躁、失眠。

中医望诊，发现病人舌质淡，舌苔薄，脉弦。诊断为肝气犯胃型呕吐。

刺血疗法取承浆穴、内关穴、胃俞穴三个穴位。承浆穴：位于面部，在下唇沟正中凹陷处。内关穴：手掌向上，掌关节横纹中线垂直向上，约 3 指宽的凹陷处即内关穴。胃俞穴：在后背的第 12 胸椎棘突下，后中线旁开 1.5 寸。

针具和施针部位严格消毒后，以毫针刺承浆穴、内关穴至出血 3 滴，以三棱针刺血胃俞穴至少许出血。隔天治疗 1 次，治疗 8 次后，症状消除。

▌腹痛

腹痛指胃到耻骨毛际之间的部位疼痛。腹痛和多种脏腑，如肝、胆、脾、胃、大小肠、子宫的疾病相关。腹痛一般不是很剧烈，按压感觉很柔软，压痛感较轻。单纯腹痛要和妇科腹痛、其他内科腹痛相区别。中医将腹痛分为以下几种类型。

一、湿热壅滞型：表现为腹胀、腹痛，不能按压，便秘或溏滞不爽，伴有胸闷不舒、烦渴多饮，小便短赤，身热自汗，舌红，舌苔黄燥，脉滑数。

二、寒邪内阻型：表现为腹痛时作时止，连绵不断，得温痛减，遇冷则甚，痛时喜按，劳累或饥饿后加剧，进食、休息后缓解，四肢乏力、发冷，精神疲倦，气短懒言，食欲差，面色无华，大便稀薄，舌淡，苔薄白，脉沉细。

三、气滞血瘀型：腹胃胀痛，痛点不定，嗳气、放屁后胀痛缓解，遇恼怒则加剧，脉弦，苔薄，以上是以气滞为主的症状；以血瘀为主的情况是疼痛比较剧烈，痛点固定，舌质青紫，脉弦或涩。

四、饮食积滞型：表现为腹胃胀痛，不能按压，胃口极差，嗳气有酸腐味，吞酸，腹痛有时伴有腹泻、泻后痛减的情况，也有便秘的情况，舌苔腻，脉滑实。

【致病原因】

导致腹痛的因素很多，比较常见的有：外感风寒，寒邪侵入腹中；饮食失当，暴饮暴食，脾胃运化失调；过度食用生冷、辛辣食物导致脾胃气血虚弱。

【治疗】

以寒邪内阻型为例。刺血疗法选取双侧曲泽穴、双侧委中穴、中脘穴、关元穴、足三里穴等穴。曲泽穴：在人体的肘横纹中，在肱二头肌腱的尺侧缘。委中穴：位于膝关节的后窝，膝腘窝正中腘横纹的中点处。中脘穴：在人体上腹部，肚脐上方 4 寸处。关元穴：在下腹部，肚脐眼正下方 4 横指（食指、中指、无名指、小拇指）。足三里穴：膝盖骨外侧下方凹陷处向下约 4 指处。

针具和施针部位严格消毒后，病人仰卧，推按曲泽穴使瘀血积聚，以三棱针点刺曲泽穴并轻轻挤压使出血 10 滴左右。再让病人取站立位，以三棱针成 60°角斜刺委中穴，并轻轻按压助瘀血排出。

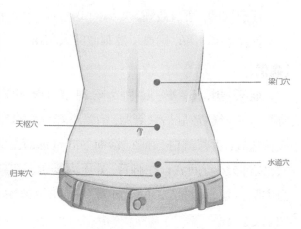

梁门穴

天枢穴

归来穴

水道穴

之后，以三棱针刺血中脘穴、关元穴、足三里穴，再以火罐拔吸此3穴8分钟。隔天治疗1次，3次为1个疗程。

以湿热壅滞型为例。刺血疗法选取腹部压痛点、天枢穴、梁丘穴、大肠俞穴。天枢穴：位于腹部，与肚脐平齐，距肚脐左右各2寸。梁丘穴：在股前区，髌底上2寸，髂前上棘与髌底外侧端的连线上。大肠俞穴：在腰部的第4腰椎棘突下，后中线旁开1.5寸。

针具和施针部位严格消毒后，以三棱针点刺腹部压痛点2~3下至少许出血，然后以火罐拔吸，当罐内停止出血后撤罐，对施针部位再一次消毒。之后，以三棱针点刺天枢穴、梁丘穴、大肠俞穴至出血3~5滴为宜。每2天治疗1次，病愈为止。

以气滞血瘀型为例。刺血疗法选取腹部压痛点、天枢穴、膈俞穴、血海穴。天枢穴：位于腹部，与肚脐平齐，距肚脐左右各2寸。膈俞穴：在后背的第7胸椎棘突下，后正中线旁开1.5寸。血海穴：在髌骨内侧缘上2寸。

针具和施针部位严格消毒后，以三棱针点刺腹部压痛点至少许出血，然后以三棱针点刺天枢穴、膈俞穴、血海穴至出血3~5滴。隔天治疗1次，病愈为止。

【注意事项】

饮食以清淡易消化为主，忌生冷、油腻、辛辣之物。

注意保暖，适当锻炼。

保持心情舒畅，远离引发刺激的人和事。

【病例】

盛某，男，57岁。近半年来，时常有腹部胀满疼痛，有时牵连两胁胀痛，嗳气、放屁后会舒服，情绪不好时疼痛加剧，中医望诊发现病人舌边红，舌苔薄白，脉弦。诊断为肝气郁滞型腹痛。取阿是穴、行间穴、太冲穴。行间穴：在脚背，处于大脚趾、次脚趾间，趾蹼缘后方赤白肉际位置。太冲穴：位于脚背，在脚部大脚趾、次脚趾夹缝间后方凹陷处。

针具和施针部位严格消毒后，用三棱针点刺上述穴位至少量出血。然后，在阿是穴处以火罐拔吸并留罐 8 分钟。每天治疗 1 次，10 次之后，症状消失。

▎便秘

便秘指粪便在肠内滞留过久，秘结不通，或排便间隔时间很长，2 天以上 1 次，或虽有便意，但排便困难，而且粪便干燥坚硬。有的便秘伴有小腹胀，精神倦怠乏力，食欲不佳。便秘既会单独出现，也会与其他疾病共病。中医将便秘分为以下几种类型。

一、胃肠积热型：表现为大便干结，腹部胀满，按压时有痛感，口臭，口干，舌苔黄燥，脉滑实。

二、气机郁滞型：表现为大便不畅，有便意但排不出来。严重时会小腹发胀，频繁嗳气。病人常常思虑过度、情志不舒，从而引发肝气郁滞，舌苔白，脉细弦。

三、脾虚气弱型：表现为大便干硬，排便时要非常用力，出汗气短，面色苍白，精神疲乏，声气小。舌质淡，舌苔薄且白，脉弱。

四、阳虚寒凝型：主要表现为脾肾阳虚，大便秘结，伴有眩晕、心悸，严重时小腹冰冷作痛，小便清长，怕冷，四肢冰冷。面色萎黄，舌质淡，舌苔白润，脉沉迟。

五、阴虚肠燥型：主要表现为大便干结如羊屎，口干少津，精神疲乏，胃口差。舌质发红，舌苔少，脉细数。病人往往是大病之后、产后或是年老体弱之人，或因过度劳累、房劳过度、辛香燥热等因素，导致气血亏虚，阴精受损，造成虚损型便秘。

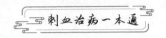

【致病原因】

中医认为，便秘致病因素在大肠，是大肠功能失调所致。胃肠积热、气机郁滞、气血阴亏、阳虚寒凝都会使大肠功能失调，引发便秘。

【治疗】

以胃肠积热型为例。刺血疗法选取双侧支沟穴、双侧足三里穴、双侧大肠俞穴。支沟穴：位于前臂背侧，距腕背横纹 4 指宽、在尺骨与桡骨之间。足三里穴：膝盖骨外侧下方凹陷处向下约 4 指处。大肠俞穴：在腰部的第 4 腰椎棘突下，后中线旁开 1.5 寸。

针具和施针部位严格消毒后，以三棱针点刺上述穴位至出血数滴。隔天治疗 1 次，5 次为一个疗程。

以气机郁滞型为例。刺血疗法选取双侧商阳穴。商阳穴为大肠经经气的出口，商阳穴刺血，可以调理气机，使体内津液下达润濡肠道，利于通便。商阳穴：位于食指指甲、靠拇指侧的末端。

针具和施针部位严格消毒后，用小三棱针快速点刺商阳穴至少量出血。隔天治疗 1 次，6 次为一个疗程。

以脾虚气弱型为例。刺血疗法选取关元穴、章门穴、太白穴。关元穴：在下腹部，肚脐眼正下方 4 横指（食指、中指、无名指、小拇指）。章门穴：在肋侧。取穴时屈前臂，以两肘肘尖夹紧双侧肋骨，肘尖正对的肋骨位置即此穴。太白穴：大脚趾内侧缘，第 1 跖骨小头后下方凹陷处。

针具和施针部位严格消毒后，用小三棱针点刺上述穴位至出血 6 滴。隔天治疗 1 次，病愈为止。

【注意事项】

避免过度食用辛辣、煎炸食品，不可过度饮酒，不可贪食寒凉生冷、油腻食物。

作息规律，养成定时大便的习惯，适度运动。

适度喝水，保持体内津液充足。

不可滥用泻药，否则会加重病情。

【病例】

郑某，女，38岁。近三个月来便秘，伴有心跳过急、眩晕，有时小腹冰凉，隐痛，怕冷，冰手冰脚。中医望诊，发现病人面色萎黄，舌质淡，舌苔白润，脉象沉迟。中医诊断为阳虚寒凝型便秘。

刺血疗法选取支沟穴、肾俞穴、关元穴、足三里穴。支沟穴：前臂背侧，距腕背横纹4指宽、在尺骨与桡骨之间。肾俞穴：在腰部第2腰椎棘突下，后中线旁开1.5寸。关元穴：在下腹部、肚脐眼正下方4横指（食指、中指、无名指、小拇指）。足三里穴：膝盖骨外侧下方凹陷处向下约4指处。

针具和施针部位严格消毒后，用三棱针点刺上述穴位至少许出血，再艾灸各穴8分钟。隔天治疗1次，8次之后症状消除。

▋面痛

中医的面痛类似西医中的"三叉神经痛"，指鼻梁、口唇、颊车、发际等部位痛不可触，反复剧烈疼痛，特点是发作突然、呈闪电样、阵发性、时间短暂，如同刀割火灼一样，严重时甚至影响说话和饮食。中医将面痛分为以下几个类型。

一、风寒痰湿型：主要表现为阵发性面部疼痛，剧烈的抽动样疼痛，遇风、遇冷时疼痛加重，遇热、遇暖时会舒服，发作不定时，伴有眩晕、头重等。舌淡红，苔薄白，脉浮紧。

二、风火上炎型：主要表现为阵发性疼痛，痛感如刀割、火烧。痛点多是面颊、下巴。发作时，面色潮红、灼热，伴有出汗、口干咽燥、大便干燥、尿黄等症状，遇热疼痛加剧，遇寒则舒服，同时有心烦易怒、胸胁胀痛的情况。舌质红，舌苔黄，脉弦数。

三、气滞血瘀型：主要表现为病程较长，反复发作。发作时有抽动性疼痛，像刀割或针刺。病人往往面色晦暗，眼眶暗黑，畏风、自汗、懒言，肌肤粗糙，严重的会有脱发。舌质暗红或青紫，有的带瘀斑、瘀

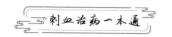

点, 舌苔白, 脉沉细、涩细、结代不一。

四、肝火上逆型: 主要表现为病症呈间歇性发作, 发作时剧烈疼痛, 如同被火烧刀割一样。病人胸胁胀闷, 脸色胀红, 伴有心烦易怒, 口干、口苦, 舌质发红, 舌苔黄, 脉弦滑数。

【致病原因】

中医认为导致面痛的主要原因在于: 人体卫气无法抵御风邪, 致使风邪入侵体内。另外, 病人忧思愁绪过多, 或大怒、大惊, 导致气郁化火, 火动生风, 风火上窜至阳明经, 气血逆乱瘀阻引发面痛。

【治疗】

以风寒痰湿型为例。刺血疗法选取面部的阿是穴、肺俞穴、风门穴。肺俞穴: 在背部, 第 3 胸椎棘突下旁开 1.5 寸。风门穴: 在背部的第 2 胸椎棘突下旁开 1.5 寸处。

针具和施针部位严格消毒后, 用三棱针点刺上述穴位至少许出血。疼痛严重的, 可以抽针后在阿是穴处施闪罐, 同时在肺俞穴、风门穴以火罐拔吸, 留罐 8 分钟。隔天 1 次, 5 次为一个疗程。

注: 肺俞穴要斜刺, 最好从斜向脊柱的方向刺入, 不可直刺、深刺! 其所在位置的深层是肺和胸膜腔, 直刺或深刺可能会伤及内脏器官, 引发气胸。

以肝火上逆型为例。刺血疗法选取主穴曲垣穴、侠溪穴、支沟穴。眼神经痛的话加攒竹穴、丝竹空穴、阳白穴、中渚穴。上颌神经痛就加迎香穴、四白穴、口禾髎穴、角孙穴、合谷穴; 下颌神经痛加下关穴、大迎穴、颊车穴、翳风穴、内庭穴。曲垣穴: 在肩胛部, 冈上窝内侧端, 当臑俞与第 2 胸椎棘突连线的中点处。侠溪穴: 在脚背上第 4、第 5脚趾间, 趾蹼缘后方赤白肉际处。支沟穴: 位于前臂背侧, 距腕背横纹 4 指宽、在尺骨与桡骨之间。攒竹穴: 眉毛内侧边缘凹陷处即为攒竹穴。丝竹空穴: 位于眉梢凹陷处。阳白穴: 在额头上, 眼睛正视前方, 瞳孔所在的正上方的眉毛上 1 寸。中渚穴: 手背的第 4 掌指关节的后方, 第 4、第 5 掌骨间凹陷处。迎香穴: 中指和食指并拢, 中指指尖紧贴鼻翼，此时，食指指尖所在的位置就是迎香穴。四白穴：眼睛直视正前方，此时瞳孔所在位置的直下方、眼眶下凹陷处即四白穴。口禾髎穴：位于上唇，鼻孔外缘正下方，平水沟穴。角孙穴：位于头部，折叠耳廓，耳尖所指的发际处的位置。

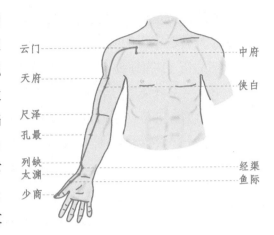

合谷穴：左手拇指、食指90°伸展，以右手拇指第1关节横纹压在左手虎口上，右手拇指指尖点到的位置就是左手的合谷穴。下关穴：位于面部，先找到颧弓，颧弓下方凹陷处。大迎穴：下颌角前方，咬肌附着部前缘，嘴唇斜下方、下巴骨的凹窝处。颊车穴：下颌角前上方，耳下大约1横指处，咬紧牙关时咬肌隆起的凹窝处，按压有酸胀感。翳风穴：在人体颈部。位于耳垂后方、乳突下端前方凹陷处就是此穴。内庭穴：位于脚背第2、第3趾间，趾蹼缘后方赤白肉际处。

针具和施针部位严格消毒后，以三棱针点刺上述穴位至少许出血。隔天治疗1次，5次为一个疗程。

【注意事项】

注意天气、保暖，避免面部吹风着凉，尽量用温水洗脸。

适当运动，保持心情舒畅，远离引发不快的人和事。

【病例】

于某，女，46岁，右半边脸及牙周疼痛3个月，每次发作持续几分钟，同时伴有眼眶痉挛样抽动剧痛。严重影响说话和饮食，病人为此十分苦恼、心情烦躁。自述脱发严重，怕风，自汗。中医望诊发现病人面色晦暗，舌质淡，舌苔白有瘀点，脉细弦。诊断为气滞血瘀型面痛。

刺血疗法选取面部阿是穴、足三里穴、脾俞穴、肝俞穴。足三里穴：膝盖骨外侧下方凹陷处向下约4指宽即足三里穴。脾俞穴：在人体背部的第11胸椎棘突下，后中线旁开1.5寸。肝俞穴：在人体背部的第9胸椎棘突下，后中线旁开1.5寸。

针具和施针部位严格消毒后，以三棱针点刺上述穴位放血少许，抽针后艾灸上述穴位8分钟。隔天治疗1次，8次治疗后症状消失。

▋胁痛

胁痛，中医又称为"胸痹"，是指在胸壁两侧，自腋下至第12肋骨之间的部位发生疼痛的病症。发作时一侧或两侧胁肋部有刺痛或灼痛感。痛感刺痛、胀痛、隐痛、窜痛、闷痛，会反复发作。深呼吸或打喷嚏、咳嗽时会使疼痛加重。中医将胁痛分为以下几种类型。

一、肝气郁结型：主要表现为胁肋胀痛并伴胸闷不畅，痛点走窜不定，严重时会牵连肩背疼痛，心情好时疼痛减轻，心情郁闷时疼痛加剧，伴有胸闷腹胀、频繁嗳气，口苦，胃口差，舌苔薄且白，脉弦。

二、瘀血阻络型：表现为胁肋刺痛，痛点固定，按压时疼痛加剧，入夜时病情加重，舌质紫暗，脉沉涩。

三、气滞血瘀型：表现为肋间持续疼痛，呼吸、咳嗽时疼痛加剧，按压时疼痛加重，舌质淡，舌苔薄腻微黄，舌边有瘀点，脉弦细。

四、肝胆湿热型：胁肋灼痛或胀痛，伴有胸闷口苦口黏的症状，胃口差，有时会恶心呕吐，小便赤黄，大便不爽，有时会发热怕寒，舌质发红，舌苔黄腻，脉弦滑数。

五、肝络失养型：胁肋部持续隐痛，劳累后病情加剧，咽燥口干，内心烦热，头晕目眩，舌质红、舌苔少，脉细弦而数。

【致病原因】

中医认为胁痛往往是因为身体受到寒邪、风邪侵袭，或是情志不舒而化火，导致身体脉络瘀阻或脉络失养，引发胁肋部疼痛。

【治疗】

以肝气郁结型为例。刺血疗法选取内关穴、阿氏穴。其中，内关穴：手掌向上，掌关节横纹中线垂直向上，约3指宽的凹陷处。

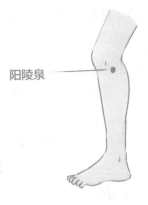

阳陵泉

针具和施针部位严格消毒后，用梅花针叩刺内关穴、阿氏穴，至微微出血。抽针后在内关穴、阿氏穴以火罐拔吸。隔天1次，5次为一个疗程。

以肝胆湿热型为例。刺血疗法选取期门穴、阳陵泉穴、支沟穴、丘墟穴、行间穴、阴陵泉穴。期门穴：在人体胸部，乳头正下方、第6肋间隙，前正中线旁开4寸处。阳陵泉穴：在小腿外侧，正坐，膝盖和小腿成直角，右手掌握左膝盖前下方，4指向内，大拇指指腹所在位置就是此穴。支沟穴：位于前臂背侧，距腕背横纹4指宽、在尺骨与桡骨之间。丘墟穴：外脚踝的前下方，趾长伸肌腱的外侧凹陷处。行间穴：行间穴在脚背，处于大脚趾、次脚趾间，趾蹼缘后方赤白肉际位置。阴陵泉穴：位于小腿内侧，胫骨内侧下缘与胫骨内缘间的凹陷处。

针具和施针部位严格消毒后，以毫针点刺期门穴至少许出血，禁止直刺、深刺！丘墟穴可以深刺。隔天治疗1次，5次为一个疗程。

以瘀血阻络型为例。刺血疗法选取期门穴、阳陵泉穴、支沟穴、丘墟穴、膈俞穴、血海穴。期门穴：在人体胸部，乳头正下方、第6肋间隙，前正中线旁开4寸处。阳陵泉穴：在小腿外侧，正坐，膝盖和小腿成直角，右手掌握左膝盖前下方，4指向内，大拇指指腹所在位置就是此穴。支沟穴：位于前臂背侧，距腕背横纹4指宽、在尺骨与桡骨之间。丘墟穴：外脚踝的前下方，趾长伸肌腱的外侧凹陷处。膈俞穴：在后背的第7胸椎棘突下，后正中线旁开1.5寸。血海穴：大腿内侧，在髌骨内侧缘上2寸。

针具和施针部位严格消毒后，以三棱针点刺期门穴至少许出血，禁止直刺、深刺！丘墟穴可以深刺。停针后，再以火罐拔吸期门穴、阳陵泉穴、膈俞穴、血海穴。隔天治疗1次，6次为一个疗程。

【注意事项】

清淡饮食，注意营养搭配，忌辛辣、肥甘、生冷不洁、不易消化的食物。

保持良好心境，远离引发精神刺激及忧思恼怒的人和事等。

注意保暖，避免受风寒之邪的侵袭。

【病例】

张某，男性，46岁。病人为办公室文员，习惯久坐。最近半年时常感到胁下痛，发作时像被针刺一样疼，用手按压会更加疼痛，有时会疼得睡不着觉。中医观察，发现病人舌质暗紫，脉沉涩。诊断为瘀血阻络型胁痛。

刺血疗法选取阿是穴、支沟穴、阳陵泉穴、足窍阴穴等穴。支沟穴：位于前臂背侧，距腕背横纹4指宽，在尺骨与桡骨之间。阳陵泉穴：在小腿外侧，正坐，膝盖和小腿成直角，右手掌握左膝盖前下方，4指向内，大拇指指腹所在位置就是此穴。足窍阴穴：在脚部，位于第4脚趾外侧，距脚指甲角0.1寸处。

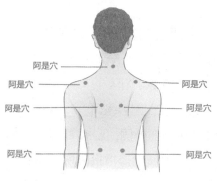

针具和施针部位严格消毒后，以三棱针点刺上述穴位，出血3~5滴，之后以火罐拔吸阿是穴、阳陵泉穴。每周治疗1次，5次治疗后，症状消失。

▌失眠

中医称失眠为"不寐"或"不得眠"，指入睡难、早醒或睡眠浅甚至彻夜不寐，伴有噩梦多、易惊醒，醒后再难入睡。病人感觉疲劳、心悸健忘、心神不安、无精打采、反应迟缓、暴躁易怒、头痛、注意力不集中。中医将失眠分为以下几种类型。

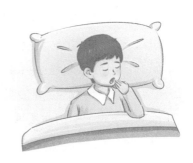

一、肝火扰心型：表现为多梦或难以入睡，甚至彻夜不眠，病人控制不住地急躁易怒，伴有头脑晕胀，目赤耳鸣，口干口苦，便秘尿赤，食欲不振，舌质发红，舌苔黄，脉弦而数。

二、痰热内扰型：主要表现为心烦，难以入睡，胸胃闷满，嗳气，口苦痰多，泛酸、吞酸，恶心厌食，头重目眩，总有烦懊情绪。舌质偏红、舌苔黄腻，脉滑数。

三、心脾两虚型：表现为入睡困难，朦朦胧胧睡不实，易醒多梦，头晕目眩，心悸健忘，精神倦怠，饭量少，四肢倦怠，腹胀便溏，面色少华，舌质淡，苔薄，脉细无力。

四、心肾不交型：表现为心胸烦热，入睡难，多梦，头晕耳鸣，心悸健忘，腰膝酸软，潮热盗汗，手脚心发热，咽干少津，男子遗精，女子月经不调，舌质发红，舌苔少，脉细数。

五、心胆气虚型：表现为虚烦不眠，易醒，多梦，易惊，整日胆怯心悸，伴有气短自汗，精神倦怠，乏力，小便清长，舌质淡，苔薄，脉弦细。

【致病原因】

中医认为造成失眠的原因主要有：病人思虑过度，使心脾损伤，导致睡眠浅，易惊易醒，醒后再难入睡；抑或劳累过度致肾水亏虚，心火亢盛，导致心肾不交，每到该入睡时，脑中却翻江倒海像拍电影，病人心烦焦躁，无法入眠；抑或肝气不舒，肝郁化火，上扰心神导致失眠。

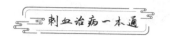

【治疗】

以肝火扰心型为例。刺血疗法取印堂穴、太阳穴、百会穴、神门穴、太冲穴等穴。印堂穴：在前额部，两眉头连线中点。太阳穴：位于头部，在眉梢与外眼角连线、向后约1横指的凹陷处。百会穴：在头顶正中。取穴时，举双手，虎口张开，大拇指指尖与耳尖相触，掌心向头，4指向上，双手中指在头顶正中相触所在的位置即此穴。神门穴：掌心向上，神门穴位于腕骨后缘、掌后第1横纹上。太冲穴：位于脚背，在脚部大脚趾、次脚趾夹缝间后方凹陷处。

针具和施针部位严格消毒后，以三棱针点刺上述穴位，出血3~5滴，抽针后，在印堂穴、太阳穴加火罐，拔吸3分钟。隔天治疗1次，5次为一个疗程。

以心脾两虚型失眠为例。刺血疗法选取心俞穴、脾俞穴、肾俞穴、大肠俞穴、关元穴、内关穴、神门穴、足三里穴、三阴交穴。心俞穴：在背部第5胸椎棘突下，后中线旁开1.5寸。脾俞穴：在人体背部的第11胸椎棘突下，后中线旁开1.5寸。肾俞穴：在腰部第2腰椎棘突下，后中线旁开1.5寸。大肠俞穴：在腰部第4腰椎棘突下，后中线旁开1.5寸。关元穴：在下腹部、肚脐眼正下方4横指（食指、中指、无名指、小拇指）。内关穴：手掌向上，掌关节横纹中线垂直向上，约3指宽的凹陷处即为内关穴。神门穴：掌心向上，神门穴位于腕骨后缘、掌后第1横纹上。足三里穴：膝盖骨外侧下方凹陷处向下约4指宽即此穴。三阴交穴：位于小腿内侧，内脚踝尖正上方4指宽的凹陷处。

针具和施针部位严格消毒后，以三棱针点刺上述穴位，出血3~5滴，抽针后，艾灸肾俞穴、脾俞穴、关元穴、足三里穴10分钟。每天治疗1次，症状消除为止。

【注意事项】

规律作息，调适心态，放松精神。

营造好的睡眠环境，卧室光线不可太强，减少噪音。

晚餐不可过饱，不宜喝浓茶或咖啡、可乐等饮料。

适当锻炼，劳逸结合。

【病例】

刘某，女，40岁。近一年来睡眠很浅，轻微声响便可惊醒，一个晚上醒来三四次，伴有多梦、心悸健忘。白天头脑昏沉，提不起精神，身上无力，食欲也减退很多。中医诊断观察，病人脸色晦暗无光，舌质淡，舌苔薄且发白，脉细无力。诊断为心脾两虚型失眠。

刺血疗法选取百会穴、大椎穴、神庭穴、印堂穴、心俞穴、脾俞穴。百会穴：在头部，前发际正中直上5寸。大椎穴：在人体背部正中线上，第7颈椎棘突下凹陷处。神庭穴：在头部，前发际正中直上0.5寸。印堂穴：在前额部，两眉头连线中点。心俞穴：在背部第5胸椎棘突下，后中线旁开1.5寸。脾俞穴：在人体背部的第11胸椎棘突下，后中线旁开1.5寸。

针具和施针部位严格消毒后，以三棱针点刺上述穴位，至出血2~3滴。每周治疗3次。6次之后，病人症状缓解大半，15次后睡眠基本恢复正常。

呃逆

呃逆也就是不自主地"打嗝"，是指气逆上冲，喉间嗝逆有声，连续不断，声音短促且频繁，无法自控。严重时会影响说话、呼吸、咀嚼和睡眠等。一般的呃逆可持续数分钟甚至数小时，而后不治而愈。顽固性呃逆会反复发作，迁延不愈。中医将呃逆分为以下几种类型。

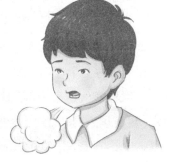

一、胃寒气逆型：表现为呃逆沉缓有力，胃部不舒，口淡不渴，遇热时症状缓解，遇寒时情况加剧，饮食上喜热厌冷，病

人有过度食用生冷食物的经历, 也常常在受寒后发病, 舌质淡, 舌苔白润, 脉迟缓。

二、气滞痰阻型: 表现为胸胁胀闷, 呃逆连贯, 常随情绪变化而加重或减轻, 伴有肠鸣、屁多, 呼吸不畅, 食欲不振, 恶心嗳气, 头脑昏沉, 痰多, 舌质淡红, 舌苔白腻, 脉弦滑。

三、胃火上逆型: 呃声洪亮, 脘腹满闷, 有口臭, 烦热喜冷, 小便短赤, 大便秘结, 舌苔黄, 脉象滑数。

四、脾胃阳虚型: 呃声低弱无力, 气息接连不上, 脘腹不舒, 泛吐清水, 喜温喜按, 病人面色苍白, 冰手冰脚, 胃口差, 精神倦怠, 乏力, 舌淡苔白, 脉象沉细弱。

五、胃阴不足型: 呃声急促而断断续续, 口干舌燥, 不思饮食, 或食后饱胀, 心绪烦躁, 心神不安, 大便干结, 舌质红而少津、有裂纹, 脉象细数。

【致病原因】

中医认为, 呃逆可能是人体受到寒凉刺激, 或是饮食过急、过饱, 情绪激动或是身体疲劳导致的。有时, 过深、过快的呼吸也会引发呃逆。

【治疗】

以胃阴不足型为例。刺血疗法选取双侧陷谷穴、胃俞穴、中脘穴等穴。陷谷穴: 在脚背的第2、第3跖骨间, 第2跖趾关节近端凹陷处。胃俞穴: 在背部的第12胸椎棘突下, 后中线旁开1.5寸。中脘穴: 在上腹部, 前正中线、肚脐垂直向上4寸。

针具和施针部位严格消毒后, 以三棱针点刺上述3个穴位微微出血, 再以闪罐拔吸胃俞穴、中脘穴, 最后留罐5分钟。隔天治疗1次, 4次为1个疗程。

以胃寒气逆型为例。刺血疗法选取脾俞穴、胃俞穴、中脘穴、梁门穴、足三里穴。脾俞穴: 在背部第11胸椎棘突下, 后中线旁开1.5寸。胃俞穴: 在背部, 第12胸椎棘突下, 旁开1.5寸。中脘穴: 上腹部,肚脐垂直向上 4 寸。梁门穴：在上腹，肚脐垂直向上 4 寸。足三里：膝盖骨外侧下方凹陷处向下约 4 指宽即此穴。

针具和施针部位严格消毒后，以三棱针点刺上述穴位至少许出血。抽针后，再以火罐拔吸上述穴位各 10 分钟。每天治疗 1 次，病愈为止。

【注意事项】

饮食以清淡为主，忌生冷油腻、辛辣之物，忌暴饮暴食。

注意保暖，适当运动，养成良好的作息习惯。

保持情绪稳定，避免引发精神刺激的人和事。

【病例】

张某，男，48 岁。近半年来总是控制不住地打嗝。特别是心情不好时，更容易打嗝。发作时病人感到胸闷，食欲不佳，胃部胀满，伴有肠鸣音，屁多。

中医观察，病人舌苔薄白，脉象弦。诊断为气滞痰阻型呃逆。

刺血疗法选取双侧膈俞穴、肝俞穴、期门穴。膈俞穴：在后背的第 7 胸椎棘突下，后正中线旁开 1.5 寸。肝俞穴：在背部第 9 胸椎棘突下，后中线旁开 1.5 寸。期门穴：在人体胸部，乳头正下方、第 6 肋间隙，前正中线旁开 4 寸处。

针具和施针部位严格消毒后，以三棱针点刺上述 3 个穴位至出血，再以闪罐拔吸，并留罐 10 分钟。隔天治疗 1 次，8 次之后，病人呃逆消除。

■ 肥胖

肥胖病，是指体内脂肪积聚过盛，形态臃肿，超过标准体重20%的一种疾病。标准体重（千克）= 身高（厘米）－ 105（女性为 100）。主要表现为病人体重明显超标，形态臃肿，皮下脂肪较厚，主要分布在两颊、肩、胸乳、腹部。

病人伴有行动迟缓、体力下降,动辄出汗,气喘,易疲劳,记忆力减退。重度肥胖病可出现缺氧、胸闷、气促、嗜睡,甚至是心肺功能衰竭,而且会诱发冠心病、高血压、动脉硬化、糖尿病、痛风、胆结石、脂肪肝等。中医将肥胖病分为以下几种类型。

一、脾胃积热型:表现为全身性肥胖,食欲旺盛,面色红润,肌肉结实,多汗怕热,便秘,小便黄,舌质发红,舌苔黄厚或腻,脉沉滑实有力。

二、脾虚痰湿型:表现为面颊部较胖,身上肌肉松弛,精神倦怠,乏力,食欲不振,胸腹胀痛,小便量少,有的病人全身浮肿、恶心呕吐,舌质淡,舌苔白腻,脉细滑。

【致病原因】

在中医看来,导致肥胖的因素在于:饮食上嗜好肥甘厚味或饮食不节,喜夜食,导致胃肠积热;或肝郁脾虚;或脾肾阳虚、痰湿内盛。所以,肥胖之人多湿、多痰、多气虚。

【治疗】

以脾虚痰湿型为例。刺血疗法选取脾俞穴、天枢穴、水分穴、曲池穴。脾俞穴:在人体背部的第 11 胸椎棘突下,后中线旁开 1.5 寸。天枢穴:位于腹部,与肚脐平齐,距肚脐左右各 2 寸。水分穴:在上腹部,肚脐垂直向上 1 寸。曲池穴:弯曲手肘成直角,肘弯横纹的尽头就是曲池穴。

针具和施针部位严格消毒后,以三棱针点刺上述穴位,至少许出血。抽针后以火罐拔吸脾俞穴、天枢穴、水分穴,并留罐 10 分钟。隔天 1 次,10 次为 1 个疗程。

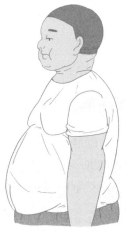

【注意事项】

清淡饮食,忌生冷、油腻、辛辣之物,忌暴饮暴食。

适当运动,动生阳,阳气足就可以避免痰

湿导致的肥胖。

作息有规律，少吃夜宵。

【病例】

李某，女，55 岁。身高 1.58 米，体重达 75 千克。病人自述食欲非常好，不爱运动，怕热，一动就出汗，还时常便秘、小便发黄。

中医观察，病人面色红润，肌肉结实，舌质发红，舌苔黄厚或腻，脉沉滑实有力。诊断为脾胃积热型肥胖。

刺血疗法选取曲池穴、天枢穴、大横穴、阴陵泉穴、丰隆穴、上巨虚穴、内庭穴。曲池穴：弯曲手肘成直角，肘弯横纹的尽头就是曲池穴。天枢穴：位于腹部，与肚脐平齐，距肚脐左右各 2 寸。大横穴：肚脐水平旁开 4 寸。阴陵泉穴：位于小腿内侧，胫骨内侧下缘与胫骨内缘间的凹陷处。丰隆穴：在小腿外侧，外脚踝尖垂直向上 8 寸处。上巨虚穴：位于小腿外侧，足三里下 3 寸（膝盖骨外侧下方凹陷处向下约 4 指宽即足三里穴）。内庭穴：位于脚背第 2、第 3 趾间，趾蹼缘后方赤白肉际处。

针具和施针部位严格消毒后，以三棱针刺上述穴位，肥胖病人的入针比常规刺深 0.5~1.5 寸，穴位出血 5 滴左右。一周治疗 3 次，15 次之后，病人自述，体重比初诊时减轻 1.5 千克，食欲趋于正常，并开始游泳减肥、健身。

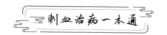

第四章　常见外科疾病的刺血疗法

▌颈椎病

颈椎病，中医又称为"骨赘""项强""颈肩痛"，主要表现为：颈肩痛，上肢麻木，活动受限，并伴有头晕头痛，严重者会导致肌肉萎缩，四肢麻痹，二便障碍，甚至瘫痪。中医将颈椎病分为以下几种类型。

一、风寒阻络型：主要表现为颈项、肩臂强硬、酸楚疼痛、转侧受限，用手按揉颈肩或颈椎，能摸到结节或肿块，伴有头痛或头的后枕部疼痛，受寒加剧，畏寒喜热，手臂发冷、麻木，身体怕冷，全身酸痛，舌质淡，舌苔薄白或白腻，脉弦紧。

二、劳伤血瘀型：因外伤或习惯性久坐低头伏案致病，病人时常感到颈项、肩、上臂僵直、疼痛难忍，手指麻木，劳累后病情加剧，严重的会肿胀。颈项、肩、上臂活动受限，按压肩头和上下肩胛窝有痛感，伴有倦怠乏力，视物模糊，食欲不振，头昏眩晕，胸闷心悸，舌质紫暗有瘀点，苔白，脉弦涩。

三、肝肾亏虚型：表

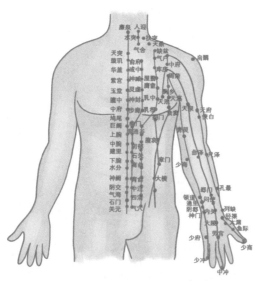

现为颈项和肩臂疼痛，四肢麻木无力，严重的会有耳鸣，头晕眼花，腰膝酸软，月经失调，遗精，舌质发红，舌苔少，脉细弱。

【致病原因】

中医学认为，颈椎病主要是项颈部受到风邪、寒邪的侵袭，导致经络闭阻，气血不通；或由于工作、学习保持固定姿势不变，气血循环受阻，造成气滞血瘀；抑或肝肾亏虚，肾生骨髓，骨失所养造成颈椎病。

【治疗】

以风寒阻络型为例。刺血疗法取颈椎第5、第6、第7三处棘突、大椎穴、风门穴。大椎穴：在人体背部正中线上。伸左手过肩，四指反握右侧颈部，虎口向下，大拇指指尖所在位置即此穴。风门穴：在背部的第二胸椎棘突下旁开1.5寸处。

针具和施针部位严格消毒后，以梅花针叩刺上述5个穴位，直至施针处少量出血为宜。停针后，再以火罐拔吸上述穴位各10分钟。隔天治疗1次，5次为1个疗程。

以肝肾亏虚型为例。刺血疗法选取大椎穴、肩中俞穴、阿是穴3个。大椎穴：在人体背部正中线上。伸左手过肩，四指反握右侧颈部，虎口向下，大拇指指尖所在位置即此穴。肩中俞穴：在背部第7颈椎棘突下，后中线旁开2寸。

针具和施针部位严格消毒后，以三棱针点刺上述穴位，挤捏出血5~10滴。抽针后在3个阿是穴上以火罐各拔吸10分钟，以拔出瘀血为宜。每3天治疗1次，6次为一个疗程。

【注意事项】

注意保暖，避免风寒之邪入侵，肩颈不要直吹空调或风扇。

伏案或低头工作时，每1~2小时后活动一下颈部和上肢。

调整适当的睡姿，枕头高度适中，不可过高。

适当按摩肩颈。

适当参加劳动、锻炼，增强体质。

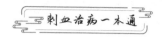

【病例】

郑某，男，43岁。近3年来时常感到头昏眩晕，脖子、后背、双肩像一块铁板一样，坚硬僵直，缩脖、耸肩时会酸疼，早起时脖子会转不动，眼睛看东西也模糊，特别容易累，有时还感觉胸闷、心悸，饭量也不如从前。询问病人是否受过外伤，病人回忆，大学体育课时，曾因动作不规范，肩膀受过伤。

中医观察，发现病人脸色苍白，精神萎靡，舌质暗紫，舌苔发白，脉弦涩。诊断为劳伤血瘀型颈椎病。

刺血疗法取大椎穴、肩井穴。大椎穴：在人体背部正中线上。伸左手过肩，4指反握右侧颈部，虎口向下，大拇指指尖所在位置即此穴。肩井穴：掌心向下，双手交叉放在肩上，食指、中指、无名指放在肩颈交会处，中指指腹所在的位置就是肩井穴。

针具和施针部位严格消毒后，以三棱针点刺大椎穴和肩井穴，挤压出血2~3滴。隔天治疗1次，3次治疗后，病人早起后脖子可以转动。15次治疗后，其他症状都消失。

▌落枕

落枕，中医又称为"失枕""失颈"，是指颈部肌肉因睡姿不当或外伤引发的急性痉挛，病人感到颈项强直、酸胀、疼痛，头颈转动受限，无法低头、仰头、转头，疼痛可牵连肩背、上肢。轻者可自愈，重者可迁延数周。中医将落枕分为以下几种类型。

一、风寒阻络型：夜里睡觉受风寒或长时间在潮湿的地方躺卧，导致颈项强直，肌肉痉挛酸胀，活动受限或者活动时疼痛加剧，遇热缓解，伴有头晕，精神疲倦，怕寒，口淡不渴，舌质淡红，舌苔薄白，脉浮紧。

二、气血瘀滞型：颈项部疼痛僵硬、活动不利，常常因睡眠姿势不当、劳累引发，经过按摩或适当活动后，症状减轻，舌质暗，有瘀点，舌苔薄白，脉涩。

【致病原因】

中医认为，导致落枕的因素主要有：睡姿不当，枕头过高或过低、太软或太硬，使颈部肌肉过度伸展、紧张，引发颈部肌肉痉挛；劳累过度；风寒湿邪侵袭；外力袭击，肩扛重物。

【治疗】

以气血瘀滞型为例。刺血疗法取阿是穴、后溪穴。后溪穴：在手掌尺侧，小拇指掌关节后尺侧的近端掌横纹处手心与手背交界的凹陷处。

针具和施针部位严格消毒后，以梅花针叩打阿是穴、后溪穴，至皮肤渗血为宜，然后在阿是穴以火罐拔吸 10 分钟。隔天治疗 1 次，5 次为一个疗程。

以体质虚弱、劳累过度型落枕为例。刺血疗法选取天柱穴、大椎穴、肩井穴、后溪穴。天柱穴：位于颈后区，横平第 2 颈椎棘突上际，斜方肌外缘凹陷处。大椎穴：在背部第 7 颈椎棘突下凹陷处。肩井穴：双臂交抱胸前，手掌心向下放在肩上，食指、中指、无名指 3 指放在肩颈交会处，中指指腹所在位置即肩井穴。后溪穴：在手掌尺侧，小指本节后远侧掌横纹头赤白肉际处。

针具和施针部位严格消毒后，以三棱针点刺上述穴位，逐个点刺出血 3~5 滴。每天治疗 1 次，病愈为止。

【注意事项】

调整适当的睡姿，仰卧时，枕头高度一般为人的拳头竖起的高度，枕头的下缘在肩胛骨上缘，颈项不能悬空；侧卧时，枕头高度为 10 厘米左右。

注意颈部保暖，夜间睡觉时防止颈肩受凉，不能直吹空调或风扇。

平时要注意锻炼，适当活动颈项：两脚开立与肩同宽，双手叉腰，用头部在空中写"米"字，每天 2 次。

【病例】

李某，女，32岁，近半年来早起会有脖子、肩膀、后背僵硬、疼痛，无法转头，时轻时重，用手摩擦搓热皮肤或晒太阳发热时疼痛和僵直会缓解。有时还会头晕目眩，总是提不起精神，容易累，怕冷。

中医观察，发现病人舌质淡红，舌苔薄白，脉浮紧。诊断为风寒阻络型落枕。

刺血疗法取风池穴、肩井穴、阿是穴。风池穴：后颈部，后头骨下方、颈部两条大筋外侧的陷窝中，和耳垂齐平。肩井穴：双臂交抱胸前，手掌心向下放在肩上，食指、中指、无名指3指放在肩颈交会处，中指指腹所在位置即肩井穴。

针具和施针部位严格消毒后，以三棱针点刺上述3个穴位至出血，之后再以火罐拔吸15分钟。隔天治疗1次，15次后，病人的症状基本消失。

▌肩周炎

肩周炎又称为肩关节周围炎，中医称其为"漏肩风""肩凝症"，是肩关节周围的滑囊、腱鞘、肌腱、韧带等软组织急性或慢性损伤所致，或肩关节的退行性病变导致关节周围产生无菌性炎症，引发疼痛。

肩周炎的早期症状主要是肩部疼痛，并伴有发凉、发僵的感觉，日轻夜重，有的患者甚至会在夜间被痛醒。后期症状表现为病变组织

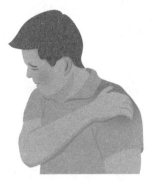

产生粘连，且并发功能障碍，比如肩关节活动受限，手臂无法上举，搔抓后背、扎发辫、清洗头发时会疼痛加剧，甚至无法忍受；同时还伴有肌肉痉挛甚至是萎缩。

肩周炎多见于50岁以上的中年人，所以又被称为"五十肩"，女性多于男性，右肩多于左肩，多为慢性发病。

【致病原因】

导致肩周炎的情况可以分为外因和内因。外因主要是：一、风寒湿邪侵袭；二、慢性劳损；三、外伤。内因主要有：一、肝肾不足，气血虚弱，血不养筋；二、气滞血瘀；三、饮食不当导致痰湿内停；四、久坐不动，气血耗伤。

【治疗】

方法一：取阿是穴，即肩部肿胀、疼痛最明显的部位，针具和施针部位严格消毒后，用三棱针点刺阿是穴3针左右，出血后拔罐15分钟，直至瘀血外出。这一疗法可以驱除病邪，疏通筋脉，使气血调和，疼痛自然就会缓解或终止。

方法二：主要针对因风寒入侵使经络阻塞而引起的肩部疼痛。风寒入侵引发的肩周炎主要在于疼痛会牵连肩背和颈项，畏寒怕风，一旦遭受风邪或寒邪就会疼痛加剧，而在温暖的环境下疼痛会减轻。风寒性肩周炎还伴有耳鸣头晕的症状，并且舌质淡红、舌苔薄白。

刺血疗法选取压痛点、尺泽穴。尺泽穴：在肘横纹中，肱二头肌肌腱桡侧凹陷处。

针具和施针部位严格消毒后，用梅花针或三棱针以压痛点为中心，向四周放射状叩刺约7厘米，以渗血为宜，出血适量。然后用三棱针点刺尺泽穴位，使其少量出血。这一疗法保持每日1次或隔日1次，5次为一个疗程。

方法三：主要针对因气血瘀滞引发的肩周炎。主要表现为肩部疼痛比较剧烈，像针扎一样，痛点固定，肩关节活动明显受限，甚至有肿胀、青紫的情况，并伴有舌质暗淡有瘀点，舌苔发白。

刺血疗法选取肩髃穴、肩髎穴、肩贞穴、肩井穴等穴位。肩髃穴：在肩部的三角肌上，手臂向前平伸时，肩峰前下方凹陷处。肩髎穴：在肩髃穴的后方，肩关节外展时，位于肩峰后下方凹陷处。肩贞穴：位于肩关节后下方，将手臂内收，腋后纹头上1指。肩井穴：双臂交抱于胸前，手掌心向下放在肩上，食指、中指、无名指3指放在肩颈交会处, 中指指腹所在位置即肩井穴。

针具和施针部位严格消毒后, 用梅花针点刺上述穴位至出血, 血量适中。此疗法坚持每日 1 次或隔日 1 次, 5 次为一个疗程。

【注意事项】

注意肩部保暖, 避免风寒侵袭。

适当锻炼身体, 提高肌体免疫力。

面对墙壁, 做手臂"爬墙"动作, 一天可数次。

【病例】

王某, 女, 50 岁, 办公室职员。右肩疼痛 1 年多, 遇风寒会疼痛加剧, 热敷则疼痛缓解。手臂抬举小于 60°, 无法摸及尾骶骨部位, 同时向外伸展受限, 梳头、洗头、穿衣裤时困难, 疼痛加剧。患者同时伴有怕风怕冷, 肩上好像担着重担一样。

中医观察发现, 病人舌质比较淡, 舌苔薄且发白, 有时也会厚腻, 脉象有时弦滑、有时弦紧。诊断为风寒痹阻导致肩周炎。

刺血疗法选取阿是穴、风池穴、外关穴。风池穴: 后颈部, 后头骨下方颈部两条大筋外侧的陷窝处, 和耳垂齐平。外关穴: 在手背正中线与腕横纹上 2 寸处。

具体操作: 选取阿是穴 1~2 处, 针具和施针部位严格消毒后, 用三棱针点刺 5 下左右, 再拔火罐 10 分钟左右, 之后用酒精棉球进行清洁消毒。之后, 再取风池、外关两穴, 用毫针行泻法, 留针 30 分钟左右。每周治疗 3 次左右, 5 次为 1 个疗程。2 个疗程后, 患者的肩痛有了明显缓解, 活动也逐渐恢复; 又坚持治疗 2 个疗程后, 症状完全消失, 功能基本恢复。随访半年没有再复发。

腰痛

腰痛, 是指腰部肌肉、韧带、筋膜, 或腰骶部反复钝痛, 病情随天气变化, 劳累后病情加剧, 休息后有所缓解, 时轻时重, 迁延不愈。急

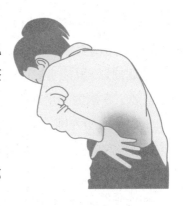

性腰痛发作时，症状加剧，伴有肌肉痉挛，脊柱活动受限，下肢牵拉性疼痛，但无肌肤麻木和窜痛感；有时是局部，有时是整个背部。中医将腰痛分为以下几种类型。

一、寒湿型：主要表现为腰部冷痛、酸麻，有受寒史，阴雨风冷时病情加剧，活动受限，躺卧也无法缓解，会牵连臀部和腿部疼痛，舌质胖大，舌苔白腻，脉沉。

二、湿热型：表现为痛且有热感，炎热天气或阴雨天气病情加剧，适当活动后有所缓解，小便赤，舌苔黄腻，脉濡数。

三、瘀血型：腰部固定位置有刺痛感，活动不利，晨起、劳累、久坐后病情加剧，腰两侧肌肉比较僵硬，严重时疼痛剧烈无法活动，按揉时病情加剧。腰部有过劳损伤或外伤史，舌质暗紫，舌苔薄，脉弦。

四、肾虚型：腰部反复有酸痛乏力感，按揉后感到舒服，劳动后加剧，静卧会缓解，伴有脚和膝盖无力，肾阳虚患者面色苍白，冰手冰脚，少气懒言，腰腿发凉，舌质淡，脉沉细。肾阴虚患者伴有心烦失眠，咽干口渴，面色潮红，精神倦怠，乏力，舌质发红，舌苔少，脉弦细数。

【致病原因】

腰部受损或被寒邪、风邪、湿邪侵袭，导致气血运行失调，络脉痉挛，不由自主地收缩，引发腰部疼痛。

急性腰扭伤未及时有效治疗，或反复多次发生腰肌损伤。

长期以固定的不良姿势工作。

【治疗】

以寒湿型为例。刺血疗法取双侧委中穴、气海穴、命门穴。委中穴：位于膝关节的后窝，膝腘窝正中、腘横纹的中点处。气海穴：在下腹部、前正中线上，肚脐垂直向下1.5寸处。命门穴：位于腰部后正中线上，第2腰椎棘突下凹窝处。

针具和施针部位严格消毒后，以三棱针刺血上述穴位。施针委中穴时，要对准委中穴青紫脉络处，从和皮肤成 60°角的方向斜刺入，然后迅速抽针，以消毒后的干棉球挤压施针部位排出瘀血。每隔 2 天治疗 1 次，5 次为一个疗程。

以瘀血型为例。刺血疗法选取双侧攒竹穴、委中穴、承山穴、太溪穴。攒竹穴：眉毛内侧边缘凹陷处即为攒竹穴。委中穴：位于膝关节的后窝，膝腘窝正中、腘横纹的中点处。承山穴：在小腿后正中，伸直小腿或足跟上提，腓肠肌两肌腹之间凹陷的顶端。太溪穴：位于内脚踝后方，在内脚踝尖和跟腱之间中点凹陷处。

针具和施针部位严格消毒后，以三棱针刺血上述穴位。施针委中穴时，要对准委中穴青紫脉络处，从和皮肤成 60°角的方向斜刺入，然后迅速抽针，以火罐拔吸 5 分钟至出瘀血为止，最后以消毒干棉球按压施针部位止血。太溪穴以补法入针。停针后，可以艾灸攒竹穴 5 分钟。每隔 2 天治疗 1 次，3 次为一个疗程。

【注意事项】

注意腰部保暖，不要在风、寒、湿的地方久坐、躺卧，淋雨、出汗后要及时擦拭身体，及时更换湿衣服、湿鞋子。

行、住、坐、卧姿势正确，避免跌仆闪挫。

不可负重久行或是强力举重。劳动、运动时不可让腰部用力过度。

急性腰痛要及时治疗、适当休息；慢性腰痛要加强锻炼，松弛腰部肌肉，适当治疗。

体重严重超标会给腰部带来重大负担，肥胖人群要节制饮食，适当运动。

【病例】

李某，男，52 岁。3 个月前，夜里睡觉受凉，之后开始经常腰疼，发作时无法直立，按揉或是静卧时会舒服一些，运动或干体力活后会疼痛加剧，有时还会觉得脚和膝盖酸软乏力，手脚总是冰凉。

中医观察，发现病人面色苍白，精神倦怠，舌质淡，脉沉细。诊断为肾阳虚型腰痛。

刺血疗法取腰部阿是穴、双侧委中穴、肾俞穴、命门穴。其中，委中穴：位于膝关节的后窝，膝腘窝正中、腘横纹的中点处。肾俞穴：在腰部第 2 腰椎棘突下，后中线旁开 1.5 寸。命门穴：位于腰部后正中线上，第 2 腰椎棘突下凹窝处。

针具和施针部位严格消毒后，以三棱针刺血阿是穴和委中穴。施针委中穴时，要对准委中穴青紫脉络处，从和皮肤成 60°角的方向斜刺入，然后迅速抽针，

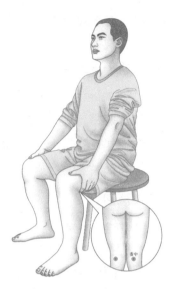

以消毒后的干棉球挤压施针部位排出瘀血。之后在委中穴处以火罐拔吸 10 分钟，同时艾灸肾俞穴、命门穴 10 分钟。隔 3 天治疗 1 次，15 次之后，病人的症状消除。

▍坐骨神经痛

坐骨神经痛，中医又称为"伤筋""坐臀风"，是指沿坐骨神经通路即腰、臀部、大腿后、小腿后外侧和脚外侧发生的放射性疼痛，痛感如同烧灼或刀割。下肢受冷、活动时，咳嗽、弯腰、排便时，疼痛加剧。

此症多发生在中老年男子群体中，起病较急，先是感到下背部酸痛和腰部僵直感，或者在发病前数周，下肢在运动时有短暂疼痛，以后逐步加重，夜间更为严重。中医将此症分为以下几种类型。

一、风寒湿症：表现为腰腿冷痛、屈伸不利，阴冷或者寒湿天气，下肢肿胀加剧，温暖的环境比较舒服，窜痛，四肢冰冷，舌淡，苔白，脉沉细。

二、瘀血阻滞型：腰腿部有明显刺痛感，按压腰部，痛感加剧并逐渐散开，如同刀割、针刺，夜间疼痛比较严重甚至疼到睡不着觉，舌

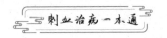

质暗紫、有斑点, 脉涩。

三、湿热阻滞型: 腰部及下肢有灼热痛感, 炎热夏季或者雨季疼痛加剧, 发作时腰部沉重, 活动受限, 口渴但不想喝水, 小便短赤, 舌质发红、舌苔黄腻, 脉濡数或滑数。

四、肝肾亏虚型: 发作时, 腰腿隐痛, 运动或劳动后加剧, 躺卧或按揉后有所缓解, 腰膝酸软无力, 头晕耳鸣, 怕风寒, 精神倦怠, 面色无华, 舌淡苔少, 脉沉细。

【致病原因】

中医认为, 此症的致病因素有以下几种: 气血虚弱, 筋脉失养; 饮食失当, 湿气、内热蕴积体内, 致使经络受阻; 劳累过度, 筋脉受损而失于濡养; 被寒湿之邪侵袭; 跌仆损伤, 导致气滞血瘀、经脉不畅。

【治疗】

以瘀血阻滞型为例。刺血疗法取环跳穴、委中穴、阳陵泉穴、肝俞穴、膈俞穴等穴。环跳穴: 在臀区, 股骨大转子最凸点与骶管裂孔连线上的外三分之一与三分之二交点处。委中穴: 位于膝关节的后窝, 膝腘窝正中腘横纹的中点处。阳陵泉穴: 阳陵泉穴在小腿外侧, 正坐, 膝盖和小腿成直角, 右手掌握左膝盖前下方, 4 指向内, 大拇指指腹所在位置就是此穴。肝俞穴: 在人体背部的第 9 胸椎棘突下, 后中线旁开 1.5 寸。膈俞穴: 在人体背部的第 7 胸椎棘突下, 后中线旁开 1.5 寸。

针具和施针部位严格消毒后, 以梅花针叩击上述各穴, 至微微出血, 再以火罐拔吸并留罐 10 分钟。施针委中穴时, 要对准委中穴青紫脉络处, 从和皮肤成 60°角的方向斜刺入, 然后迅速抽针, 以消毒后的干棉球挤压施针部位排出瘀血。隔 3 天治疗 1 次, 5 次为一个疗程。

以湿热阻滞型为例。刺血疗法选取委中穴 (患侧)、后溪穴。委中穴: 位于膝关节的后窝, 膝腘窝正中腘横纹的中点处。后溪穴: 在手掌尺侧, 小指本节后远侧掌横纹头赤白肉际处。

针具和施针部位严格消毒后, 以三棱针对准委中穴青紫脉络处, 从和皮肤成 60°角的方向斜刺入, 然后迅速抽针, 再以火罐拔吸并留罐 10 分钟拔出瘀血, 首次治疗出血量约 10 毫升, 最后以消毒后的干棉球按压委中穴止血。之后, 再以毫针刺入后溪穴, 留针 10 分钟。隔天治疗 1 次, 病愈为止。

【注意事项】

注意腰部保暖, 避免风邪、寒邪、湿邪侵袭。

工作、运动时采取正确姿势, 避免扭伤。

躺卧时用硬床板。

【病例】

赵某, 男, 65 岁, 近两年来总感觉腰腿疼, 像被火烧烤一样疼, 有时还发沉, 沉得像灌了铅。夏天或雨季会更疼, 发作时腰腿活动受限。

中医观察发现, 病人舌质发红, 舌苔黄腻, 脉滑。中医诊断为湿热阻滞型坐骨神经痛。

刺血疗法选取双侧委中穴、阴陵泉穴。委中穴: 位于膝关节的后窝, 膝腘窝正中腘横纹的中点处。阴陵泉穴: 位于小腿内侧, 胫骨内侧下缘与胫骨内缘间的凹陷处。

针具和施针部位严格消毒后, 用三棱针刺血上述穴位。施针委中穴时, 要对准委中穴青紫脉络处, 从和皮肤成 60°角的方向斜刺入, 然后迅速抽针, 以消毒后的干棉球挤压施针部位排出瘀血。每周治疗 2次, 15 次后, 病人症状消失。

▌类风湿关节炎

类风湿关节炎, 是一种起病慢、全身性免疫系统异常的疾病, 其主要特征是关节病变。早期表现为关节肿胀、疼痛和功能受限, 后期则表现为关节畸形、肌肉萎缩, 丧失活动功能。

此症女性多于男性。前期表现为反复发作的上呼吸道感染, 之后是单个至多个关节疼痛, 病程迁延多年, 时好时坏。中医将类风湿关节炎分为以下几个类型。

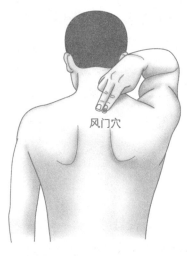

风门穴

一、风邪阻络型：表现为关节疼痛，痛点游走不定，初期表现为关节红肿，无法自如屈伸，怕风、怕寒，舌质发红，舌苔白微厚，脉弦紧。

二、寒邪痹阻型：表现为关节紧痛，痛点固定，遇寒加剧，得热缓解，关节无法自如屈伸，舌苔白腻，脉沉弦而紧。

三、痰湿阻络型：表现为关节发沉、疼痛，大关节肿胀，痛点固定，手脚发沉，活动不利，肌肤麻木，舌质淡红，舌苔白厚而腻，脉弦滑。

四、毒热瘀痹型：表现为关节红肿剧痛，伴有灼烧感，触碰加剧，遇冷缓解，伴有发烧、怕风、口渴、尿黄等症状，烦闷不安，舌质发红，舌苔黄燥，脉弦数。

【致病原因】

中医认为，类风湿关节炎的致病原因在于：人体先天禀赋不足，后被风邪、寒邪、湿邪侵袭；情绪波动；体内有痰湿，经络受阻，气滞血瘀。

【治疗】

注意！当关节明显肿胀、疼痛、活动受限时，说明病情正处于急性发作期，此时不能刺血！

以风邪阻络型为例。刺血疗法选取大椎穴、大杼穴、风门穴、肺俞穴等穴。大椎穴：在背部后中线上，第7颈椎棘突下凹陷处。大杼穴：在背部第1胸椎棘突下，后中线旁开1.5寸。风门穴：在背部第2胸椎棘突下，后中线旁开1.5寸。肺俞穴：在背部的第3胸椎棘突下，后中线旁开1.5寸。

针具和施针部位严格消毒后，以梅花针反复叩击上述穴位至微微出血，抽针后以火罐拔吸上述穴位，吸出瘀血数毫升。隔天治疗1

次，5 次为一个疗程。

以寒邪痹阻型为例。刺血疗法选取风门穴、阳陵泉穴、脾俞穴、肾俞穴、气海穴、关元穴。风门穴：位于背部第 2 胸椎棘突下，后中线旁开 1.5 寸。阳陵泉穴：在小腿外侧，正坐，膝盖和小腿成直角，右手掌握左膝盖前下方，4 指向内，大拇指指腹所在位置就是此穴。脾俞穴：在背部第 11 胸椎棘突下，后中线旁开 1.5 寸。肾俞穴：第 2 腰椎棘突下，后中线旁开 1.5 寸。气海穴：第 3 腰椎棘突下，后中线旁开 1.5 寸。关元穴：在下腹部、肚脐眼正下方 4 横指（食指、中指、无名指、小拇指）。

针具和施针部位严格消毒后，以三棱针刺入上述穴位，其中，风门穴、阳陵泉穴以泻法为主，脾俞穴平补平泻，肾俞穴、气海穴、关元穴以补法为主。病情较重的每天治疗 1 次，较轻者隔天治疗 1 次，10 次为一个疗程。

【注意事项】

注意饮食，多吃高蛋白、高维生素、易消化食物，保证足够的热量。

少吃刺激性强的食物，尤其是急性期最好戒除。

【病例】

章某，男，61 岁，近年来常感膝盖、肘关节发沉，疼痛，膝盖有时肿胀，疼痛难忍，发作时走路困难，有时觉得皮肤发麻、发木，用手触碰膝盖处的皮肤时，感觉像隔着一层衣物。

中医观察发现，病人舌质淡红，舌苔白厚而腻，脉弦滑。中医诊断为痰湿阻络型类风湿关节炎，非急性发作期，可以采取刺血疗法。

选取阿是穴、阴陵泉穴、曲池穴。阴陵泉穴：位于小腿内侧，胫骨内侧下缘与胫骨内缘间的凹陷处。曲池穴：弯曲手肘成直角，肘弯横纹的尽头即此穴。

针具和施针部位严格消毒后，以梅花针叩击上述穴位，至微微出血，再以火罐拔吸出瘀血。隔天治疗 1 次，10 次之后，病人自述症状缓解大半。

第五章 常见妇科疾病的刺血疗法

▌月经不调

月经不调是指月经的周期、时间长短、经血的颜色、出血量、质地等发生异常，并伴随明显不适的妇科疾病。主要表现为月经时间提前或者延后，经血量明显变多或变少，经血颜色变得鲜红或淡红，经血的质地变得清稀或是赤稠，有的还伴有头晕目眩、小腹胀满、腰部酸痛、精神疲倦、心跳加快、胸闷、心烦易怒、睡眠差。中医把月经不调分为以下几种类型。

一、肾气不足型：主要表现为经血量变少，周期提前或延后，经血颜色变得暗红、质地清稀。伴有神疲乏力，腰膝酸软，脚后跟疼痛，头晕耳鸣，小腹发冷，夜尿多，舌苔薄白，脉沉细无力。

二、脾气虚弱型：主要表现为周期提前或延后，经血量变多，经血颜色淡、质地清稀，伴有精神倦怠，乏力，腹胃胀满，胃口差，舌苔薄，脉缓。

三、肝气郁结型：表现为周期延后，经血量变少，经血颜色暗红、有血块，乳房、胸胁及小腹胀痛，按压时很疼，心情郁闷，不自觉叹息，嗳气，饭量变小，舌暗红有瘀点，舌苔正常，脉弦。

四、血热内扰型：主要表现为周期提前，经血多，颜色紫红或深红，质地黏稠有血块，伴有心烦胸闷，易怒，脸色发红，口干，小便短黄，便秘，舌质发红，舌苔黄，脉数。

五、气不摄血型：主要表现为月经提前或淋漓8~10天始净，经血质地稀薄、色淡，精神疲乏，心悸，睡眠差，头晕眼花，气短懒言，小腹空坠，胃口差，便溏。舌质淡，脉弱。

六、血寒凝滞型：主要表现为月经延后，量少，经血颜色暗、有血块，小腹冷痛，遇热有缓解，怕冷，四肢冰凉，舌苔白，脉沉紧。

七、肝血亏虚型：主要表现为月经延后，量少，经血颜色淡、无块，小腹隐痛，伴有头晕眼花，心悸，睡眠差，面色苍白或萎黄，舌质淡红，脉细弱。

八、瘀滞胞宫型：主要表现为经血淋漓长达八九天，甚至十多天，经血量少、颜色暗有血块，小腹疼痛，按压更痛。舌质紫暗有瘀点，脉弦涩。

九、湿热下注型：主要表现为经血淋漓8~10天始净，经血量少，颜色暗如酱，混杂黏液，气味秽臭，腰腹胀痛。病人平时白带多，黄色，有臭味。舌质正常或偏红，舌苔黄腻，脉濡数。

十、阴虚血热型：主要表现为经血淋漓8~10天，经血量少，颜色红，质地稠，伴有咽干口燥、潮热，手心灼热。舌质红而少津，舌苔少或无苔，脉细数。

【致病原因】

月经正常周期为28天左右，有的也会在21~35天这个范围内；经期一般为3~7天；经血量，总量为50~80毫升，凡超出上述正常范围的都可以诊断为月经不调。中医认为，月经不调的主要原因在于病人体质虚弱，脏腑功能失调，气血不和导致冲任二脉损伤。

【治疗】

以血热内扰型为例。刺血疗法选取太冲穴、隐白穴。太冲穴：位于脚背部，在脚部大脚趾、次脚趾夹缝间后方凹陷处。隐白穴：在大脚趾末节内侧，距大脚趾甲角0.1寸。

针具和施针部位严格消毒后，用三棱针点刺上述 2 个穴位至出血 5 滴左右，然后艾灸隐白穴 10 分钟。隔天治疗 1 次，在月经前 7 天开始，在月经来后停止。7 天为一个疗程。

【注意事项】

保持精神乐观、情绪稳定。

避免小腹受寒，不吃辛辣、生冷食物，适当吃滋补性食物，如乌鸡、核桃仁等。

规律作息，避免精神压力，避免熬夜、过劳。

适度锻炼，提高免疫力。

【病例】

赵某，女，32 岁。近半年来月经总是延后 1 周，而且经血量明显变少，时间也由原来的 5 天变为 3 天结束，有暗红色血块，经血的颜色也是黑红色。每次月经前和月经中，乳房、胸胁和小肚子都特别胀、特别痛，稍微碰一下更疼得难以忍受。病人自述因为工作不顺心，最近一年一直心情郁闷，胃口变差，吃东西不香，吃得也很少。

中医观察，发现病人舌质暗红并有瘀点，脉弦。诊断为肝气郁结型月经不调。

刺血疗法选取肝俞穴、三阴交穴、次髎穴、关元穴等穴位。肝俞穴：在后背第 9 胸椎棘突下，后中线旁开 1.5 寸。三阴交穴：位于小腿内侧，内脚踝尖正上方 4 指宽的凹陷处。次髎穴：在骶部，髂后上棘内下方，正对第 2 骶后孔处。关元穴：在下腹部、肚脐眼正下方 4 横指（食指、中指、无名指、小拇指）。

针具和施针部位严格消毒后，以三棱针点刺上述穴位至出血，之后在关元穴、次髎穴拔罐 10 分钟。隔天治疗 1 次，直至下次月经时止，为一个疗程。4 个疗程后，症状缓解大半。

▌痛经

痛经，中医又称为"经行腹痛"，是指月经期前后或月经期间出现下腹部痉挛性疼痛，并伴有全身不适。此症多发生在青年女性中，表现为：经期或行经前后小腹疼痛，疼痛可放射到胁肋、腰骶、阴道、肛门等处，或伴有乳房胀痛、食欲不振、心急烦躁。严重者会有手足厥冷、恶心呕吐、出虚汗，甚至昏厥。中医将痛经分为以下几种类型。

一、气滞血瘀型：经前或经期小腹胀痛，按压时疼痛加剧，严重时会因剧痛而恶心呕吐，伴有乳房、两胁胀痛。经血量少，行经不畅，经血颜色暗紫并有血块，血块排出后疼痛缓解。舌质暗紫有瘀点，苔薄白，脉沉弦或涩。

二、寒湿凝滞型：月经前几天或月经期间下腹部冷痛，得温热则疼痛缓解，经血量少，颜色暗紫有血块。伴有四脚冰冷，小便清长。舌淡紫，舌苔白腻，脉细或沉紧。

三、气血亏虚型：月经期间或月经之后，下腹部仍隐隐作痛，按压时会感觉舒服。经血量少，颜色淡，质地稀薄。怕冷，精神疲倦，四肢懒动，气色差，伴有头晕眼花、心悸气短。舌质淡，舌苔薄，脉细弦。

四、肝肾亏损型：月经期间或月经之后，下腹部仍疼痛不断，经血量少，颜色发红。伴有腰膝酸软、头晕耳鸣。舌淡红，舌苔薄，脉细弦。

五、肝郁湿热型：月经前或月经期间，下腹部疼痛或感觉腹内灼热，牵连腰骶疼痛。经血量多，质地稠，颜色鲜红或紫，有小血块。伴有乳房、两胁胀痛，大便干结，小便短赤，平时白带黄稠。舌质发红，舌苔黄腻，脉弦数。

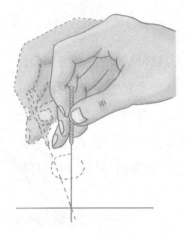

【致病原因】

中医学认为，导致痛经的原因在于：情志不舒，郁怒伤肝，肝气郁结导致气滞血瘀；寒邪入里，凝滞在胞宫，经血遇寒瘀滞；脉络受阻，经血运行不畅；气血不足，胞宫缺乏濡养。

【治疗】

以气血亏虚型为例。刺血疗法选取关元穴、三阴交穴、脾俞穴、气海穴、肾俞穴等穴。关元穴：在下腹部，肚脐正下方3寸。三阴交穴：位于小腿内侧，内脚踝尖正上方4指宽的凹陷处。脾俞穴：在背部第11胸椎棘突下，后中线旁开1.5寸。气海穴：在第3腰椎棘突下，后中线旁开1.5寸。肾俞穴：在第2腰椎棘突下，后中线旁开1.5寸。

针具和施针部位严格消毒后，以三棱针点刺关元穴、三阴交穴，至出血数滴。抽针后，以火罐拔吸脾俞穴、气海穴、肾俞穴10分钟，然后艾灸此3穴。此疗法在经前5天开始，月经来时停止。每天治疗1次，1个月经周期为一个疗程。

【注意事项】

经期避免精神刺激和过度劳累。

注意保暖，不要吃生冷、刺激性食物。

适当进行体育锻炼，提高抗病能力。

【病例】

陈某，女，28岁。自述近一年来，每次月经前两天，小肚子都发胀，闷痛，按的时候会更疼，有时候疼得会恶心、呕吐。经血量不如以前，比较少，经血颜色很深，呈暗紫色，中间两天会有血块排出，排完血块后感觉舒服一些，痛得不那么厉害。月经结束后，小肚子疼的症状就会随之消失。

中医观察，发现病人舌质暗红，有少许瘀点，舌苔薄白，脉弦涩。中医诊断为气滞血瘀型痛经。

刺血疗法取穴二组：第一组是次髎穴、膈俞穴、肝俞穴。次髎穴：在骶部，髂后上棘内下方，正对第 2 骶后孔处。膈俞穴：在后背的第 7 胸椎棘突下，后中线旁开 1.5 寸。肝俞穴：在后背的第 9 胸椎棘突下，后中线旁开 1.5 寸。针具和施针部位严格消毒后，以梅花针叩刺次髎穴、膈俞穴、肝俞穴至出血。抽针后用闪罐拔吸此 3 穴，留罐 8 分钟。月经前 5 天开始治疗。

第二组是血海穴，在髌骨内侧缘上 2 寸。针具和施针部位严格消毒后，以三棱针点刺血海穴，至出血 4 滴即止。每次月经前 5 天开始治疗，与第一组交替进行，3 个疗程后痊愈。

■ 崩漏

崩漏，是指女性非周期性子宫出血。比如，月经快结束时仍然出血，并淋漓不断，或不在月经期内阴道大出血。此症一般来势很急，出血量多时为"崩"；出血量少、淋漓不净为"漏"。主要表现为阴道出血无周期性，血量或暴下如注，或淋漓不止，或交替出现。中医把崩漏分为以下几种类型。

一、血热内扰型：表现为出血量多，或淋漓不止，血色呈深红、紫红，血液质地黏稠，有少量血块。伴有脸红头晕，烦躁易怒，口干，爱喝水，小便黄，大便干结。舌质发红，舌苔黄，脉弦数或滑数。

二、瘀滞胞宫型：表现为出血淋漓不止或暴下，血色发暗、发黑，有血块，下腹部坠胀、疼痛，排出血块后疼痛缓解。舌质暗紫，有的舌边有瘀斑，脉沉涩或弦紧。

三、气不摄血型：出血量多或淋漓不止，血色淡、质地稀薄，精神倦怠，懒言，面色萎黄，运动后气息急促，伴有头晕心悸，胃口差，便溏。舌质淡胖，有的舌边有齿印，舌苔薄润，脉细无力。

四、肾阳亏虚型：出血量多或淋漓不止，血色淡、质地稀薄，精神倦怠，气色差，怕冷，手脚冰凉，伴有腰膝酸软、小便清长。舌质淡，舌苔薄润，脉沉细无力。

五、肾阴亏虚型：出血量时多时少，血色鲜红。伴有头晕耳鸣、五心烦热、睡眠差。舌质红或有裂纹，舌苔少或无苔，脉细数。

六、脾虚型：出血量多，之后淋漓不止，血色淡、质地稀薄，气短，精神疲倦，面色苍白。面部、四肢有浮肿，手脚冰凉，胃口差，舌淡红，舌苔薄白，脉缓弱或沉弱。

【致病原因】

中医认为，崩漏的致病原因主要有：先天肾精不足，气血亏虚，导致肝脏藏血功能以及脾的统血功能受损；热邪入侵子宫，热迫血行，导致血流加速，引起出血；饮食失当，病人如果在经期吃过多辛辣、刺激性食物，或活血的食物，会使脾胃功能损害，血流加速。

【治疗】

以瘀滞胞宫型为例。刺血疗法选取次髎穴、三阴交穴、太冲穴等穴。次髎穴：在骶部，髂后上棘内下方，正对第2骶后孔处。三阴交穴：位于小腿内侧，内脚踝尖正上方4指宽的凹陷处。太冲穴：位于脚背，在脚部大脚趾、次脚趾夹缝间后方凹陷处。

针具和施针部位严格消毒后，以三棱针点刺上述穴位，至出血数滴。隔天治疗1次，5次为一个疗程。

【注意事项】

保持情绪稳定，避免精神紧张。

注意保暖，防止腹部受寒。

适当进行锻炼，提高抗病能力。

【病例】

宋某，女，45岁，已婚。近1年来月经出现紊乱，最近一次月经

20 天仍淋漓不止, 偶尔一天会出血量很多, 有血块排出。中医观察, 病人脸色苍白, 脸颊、眼睑有浮肿。抬肩喘, 总觉得吸气吸不上来。手脚凉。中医诊断为脾虚型崩漏。

刺血疗法取隐白穴、大敦穴、脾俞穴等穴。

隐白穴: 大脚趾甲内侧, 趾甲根角处。大敦穴: 在脚部, 大脚趾内侧、脚趾甲根边缘约 2 毫米处。脾俞穴: 在人体背部的第 11 胸椎棘突下, 后中线旁开 1.5 寸。

针具和施针部位严格消毒后, 以三棱针点刺上述穴位, 并挤压出血。隔天治疗 1 次, 8 次治疗后, 症状消除。

█ 盆腔炎

盆腔炎, 指女性盆腔内生殖器及其结缔组织、盆腔腹膜的炎症。多因分娩、流产、产褥、刮宫消毒不严或是经期不注意卫生, 被细菌感染致病。

盆腔炎有急性、慢性之分。急性盆腔炎表现为: 发烧、寒战, 下腹部有胀痛感, 脓样白带增多, 有腥臭味, 伴有腹泻或是便秘。急性盆腔炎治疗不当会迁延成慢性。慢性盆腔炎表现为: 低烧, 下腹部有下坠感、隐隐作痛, 腰骶酸痛, 月经失调, 痛经, 白带增多, 精神倦怠, 严重的会导致不孕。中医将盆腔炎分为以下几种类型。

一、寒湿内蕴型: 表现为下腹部胀痛发冷, 伴有下坠感, 受寒后症状加剧, 遇暖则减, 白带增多, 颜色白、质地稀薄, 月经后期血量少, 颜色暗、有血块, 头晕, 精神疲乏, 腰骶酸痛, 怕冷, 手脚冰冷, 面色青白, 不孕。舌质淡, 有的出现瘀点, 舌苔白腻, 脉沉迟。

二、湿热瘀阻型: 表现为低烧, 下腹部胀痛、热痛, 有下坠感, 疼起来如同针刺, 劳累后或经期时症状加剧, 经期天数延长, 经血量增多并有血块, 血块排出后疼痛缓解。白带增多、呈黄色, 质地黏稠, 有气味, 小便发黄, 腰骶胀痛, 不孕。舌质发红, 舌苔黄腻, 脉弦滑。

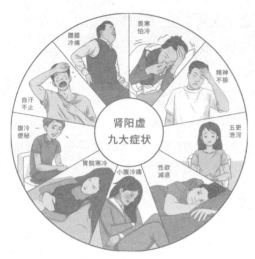

三、肾阳虚衰型：下腹部冷痛，有坠感，温热、按压时疼痛缓解，腰酸膝软，头晕耳鸣，怕冷、冰手冰脚，小便次数多，夜尿量多，大便不实，舌质淡，舌苔白滑，脉沉弱。

四、血虚失养型：下腹部隐隐作痛，按压时缓解，头晕眼花，心悸，睡眠差，便秘，面色萎黄，舌质淡，舌苔少，脉细无力。

五、气滞血瘀型：下腹部胀痛，按压加剧，牵连乳房、胸胁胀痛，脘腹胀满，胃口差，烦躁易怒，叹息多，舌质紫暗有紫点，脉弦涩。

【致病原因】

中医认为，盆腔炎的致病因素主要有：外感湿热，致使湿热之邪郁结于盆腔；体内湿毒未能及时排出，瘀积于盆腔，引发炎症；饮食不当，经常食用辛辣、刺激性食物，体内火气旺盛，引发炎症；房事不洁，久病。

【治疗】

以寒湿内蕴型为例。刺血疗法选取三阴交穴、肾俞穴、关元穴、阳陵泉穴等穴。三阴交穴：位于小腿内侧，内脚踝尖正上方4指宽的凹陷处。肾俞穴：在腰部第2腰椎棘突下，后中线旁开1.5寸。关元穴：在下腹部，肚脐垂直向下3寸。阳陵泉穴：在小腿外侧，正坐，膝盖和小腿成直角，右手掌握左膝盖前下方，四指向内，大拇指指腹所在位置就是此穴。

针具和施针部位严格消毒后，以三棱针点刺上述穴位，至出血数滴。抽针后，关元穴加火罐拔吸8分钟，罐后还可以艾灸此穴8分钟。隔天治疗1次，直到症状消失。

【注意事项】

穿宽松、干爽透气的衣裤，减少细菌滋生，患病及治疗期间应停止性生活。

性伙伴有炎症者，要同时治疗。

每天用温开水清洗外阴。

保持情绪稳定、精神愉快，避免精神紧张。

【病例】

李某，26 岁。自诉近半年来时常感到下腹部一侧或两侧胀痛、发热，疼起来像针刺一样，还有下坠感。运动或劳累过后，这种感觉会加剧，经期时也会加重。经期由原来的 5 天延长为 8 天，经血量也有增多，并有血块，排出血块后小肚子疼痛的感觉会减轻。白带增多，颜色发黄，比较黏稠，味道腥臭，小便发黄。

中医观察，发现病人舌质发红，舌苔黄腻，脉弦滑。中医诊断为湿热瘀阻型盆腔炎。

刺血疗法选取大椎穴、中极穴、肝俞穴、十宣穴等穴。大椎穴：在后背的后正中线上、第 7 颈椎棘突下凹陷处。中极穴：在下腹部，肚脐垂直向下 4 寸。肝俞穴：在后背的第 9 胸椎棘突下，后中线旁开 1.5 寸。十宣穴：在手十指尖端，距指甲缘 0.1 寸，左右共 10 个穴位。

针具和施针部位严格消毒后，以三棱针点刺上述穴位至出血 5 滴左右。十宣穴刺血时要捏紧。隔天治疗 1 次，8 次之后，症状大部分缓解。

▌产后缺乳

产后缺乳是指产妇乳汁分泌少，甚至不分泌乳汁，无法喂养婴儿。主要表现为：乳房松软，无胀痛，挤压乳汁有点滴泌出，乳汁质地稀薄；有的乳房丰满但乳腺结块，挤压时疼痛难忍，而乳汁难出，质地厚稠。中医将产后缺乳分为以下几种类型。

一、气血不足型：产妇乳汁很少，甚至根本没有。乳汁质地清稀，乳房松软，无胀感，面色不佳，精神倦怠，胃口差饭量少，有时心跳过快，气短，舌质淡，舌苔少，脉虚细。

二、肝郁气滞型：表现为产妇乳汁很少或完全没有，乳汁质地浓稠，乳房胀硬有痛感。情志不舒，胸胁胀痛，食欲不佳，微微有内热，舌质暗红，舌尖或舌边发红，舌苔薄黄，脉弦细或弦数。

【致病原因】

中医认为，产妇缺乳，主要有以下原因：脾胃虚弱，乳汁的生化之源不足；分娩失血过多，气血耗损过大，无法生化乳汁；产后情绪抑郁，肝气不舒，经脉阻滞，乳汁运行不畅。

【治疗】

以气血不足型为例。刺血疗法选取乳根穴、少泽穴、足三里穴等穴位。乳根穴：乳头直下方，乳房根部，第 5 肋间隙，正中线旁开 4 寸。少泽穴：在手部的小拇指末节尺侧，指甲根角侧上方 0.1 寸处。足三里穴：膝盖骨外侧下方凹陷处向下约 4 指宽。

针具和施针部位严格消毒后，以三棱针点刺上述穴位至出血。抽针后，在足三里穴艾灸 8 分钟。隔天治疗 1 次，5 次为一个疗程。

【注意事项】

做好产妇饮食安排，多食用蛋、奶、鸡、鲫鱼汤、猪蹄汤、红小豆汤，同时补充新鲜蔬菜、水果。

保持良好的休息和睡眠。

保持心情舒畅，远离引发不快的人和事。

【病例】

田某，38 岁，产后半个月，乳汁分泌过少，曾口服中药及民间偏方催乳无效，前来求医。

病人自述乳房胀硬，按压后很痛，能挤出少量乳汁，比较浓稠。病人常觉心情郁闷、难过，有时胸口、两胁发胀，吃饭不香，也没有食欲，有时感觉体内有烘热感。

中医观察，病人舌质淡，舌苔薄黄，脉细弦，诊断为肝郁气滞型产后缺乳。

刺血疗法选取少泽穴、后溪穴、膺窗穴等穴。少泽穴：在手小指末节尺侧，距指甲根角 0.1 寸。后溪穴：在手掌尺侧，小指本节后远侧掌横纹头赤白肉际处。膺窗穴：胸部第 3 肋间隙，正中线旁开 4 寸。

针具和施针部位严格消毒后，以三棱针点刺少泽穴、后溪穴至出血数滴，之后艾灸双侧膺窗穴 15 分钟。隔天治疗 1 次，5 次治疗后，病人乳房有胀感，乳汁分泌增多；10 次治疗后，基本可以保证婴儿乳汁日常供给。

第六章　常见儿科疾病的刺血疗法

▎小儿腹泻

　　小儿腹泻，是指 2 岁以下婴幼儿中常见的急性胃肠道功能紊乱，表现为每天数次大便，大便质地稀薄，颜色发黄或发绿，含有未消化的食物，如同蛋花或糊状物，严重的会有水样便，患儿精神很好。

　　严重的患儿每天大便十多次，量多伴有腥臭味，伴有发烧、呕吐、腹痛、口渴、食欲不佳，患儿精神萎靡、烦躁不安。有的患儿面色苍白，大汗不止，皮肤干瘪，囟门内陷，眼窝下陷，啼哭无泪，口唇樱红，呼吸深长，甚至出现昏迷。此症多发于夏、秋两季。

　　注意！此症如不及时治疗或治疗不当，重症腹泻脱水可致死亡。年龄越小发病率越高，也越容易病情恶化。

　　中医将小儿腹泻分为以下几种类型。

　　一、伤食型：表现为腹部胀满，大便酸臭如同臭鸡蛋，有口臭，胃口差。每次腹泻前伴有腹痛，婴儿会哭闹。有的患儿会恶心呕吐，舌苔厚腻，脉滑有力。

　　二、外感风寒型：表现为大便有泡沫，大便颜色很淡，无明显臭味，有肠鸣、腹痛，伴有鼻塞、流涕、发烧。舌质发红，舌苔白腻，脉滑有力。

　　三、湿热型：表现为水样便，每天数次甚至十多次，便色发黄有臭味，有黏液，肛门灼热，小便短赤，发烧，口渴。舌质发红，舌苔黄腻，脉数。

　　四、寒湿型：表现
为每天大便数次甚至 10
余次，颜色较淡，有少量
黏液，没有臭味，患儿精
神萎靡，无口渴，或口渴
不想喝水，腹胀满。舌苔
白腻，脉濡。

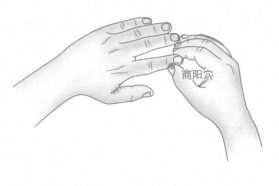

　　五、脾虚型：表现为腹泻不停，反复发作，大便质地稀薄，甚至是
水样便，内有消化未完的食物残渣，患儿精神萎靡，胃口差，气色差。
舌质偏淡，苔薄腻，脉弱无力。

　　六、脾肾阳虚型：表现为大便稀溏，有消化未完的食物残渣，患
儿消瘦，四肢不温。舌质淡，舌苔白，脉细无力。

【致病原因】

　　中医认为，小儿腹泻可能是以下原因：喂养不当导致脾胃虚弱
而致病；外感暑湿或饮食不洁，使脾胃受损，运化失调，清气不升而
致腹泻。

【治疗】

　　刺血疗法治疗小儿腹泻的万能方：选取四缝穴。四缝穴：第 2、
第 3、第 4、第 5 指掌面接近指尖的关节横纹中点。

　　针具和施针部位严格消毒后，以三棱针点刺双手上的 8 个四缝
穴，挤压出黄水或黏液 1~3 滴。注意！刺血此穴多用三棱针或短毫
针，点刺不可过深！

　　以湿热型为例。刺血疗法选取尾穷骨穴、脐中四边穴、合谷穴、
少商穴、商阳穴。尾穷骨穴：位于骶部，尾骨尖端上 1 寸，包括尾骨
尖端左右旁开各 1 寸处，共计 3 个穴位。脐中四边穴：共 5 个穴位，
指脐中，距脐中上、下、左、右各开 1 寸处。合谷穴：左手拇指、食指
呈 90°伸展，以右手拇指第 1 关节横纹压在左手虎口上，右手拇指指
尖点到的位置就是左手的合谷穴。少商穴：是肺经最末端的穴位，位

于拇指指甲根角外侧上方 0.1 寸处。商阳穴：位于食指指甲靠拇指侧的末端。

以毫针点刺上述穴位至少许出血，病情严重的每天治疗 1 次，病情轻者隔天治疗 1 次。

【注意事项】

注意饮食，不吃生冷、油腻、不洁的食物。

不要喂养过度，损伤婴儿娇弱的脾胃。

注意婴儿的居住环境，避免风寒、潮湿。

【病例】

张某，女，1 岁半，父母代诉患儿腹泻近 1 周，每天 4 次，大便酸臭，味道就像臭鸡蛋。小孩肚子鼓胀，有口臭，胃口很差，每次腹泻前，孩子都会哭闹一会儿，家长推测可能是肚子疼。有几次呕吐。

中医观察发现，患儿舌苔厚腻，脉滑有力，诊断为伤食泻。

刺血疗法选取四缝穴、中脘穴、足三里穴。四缝穴：第 2、第 3、第 4、第 5 指掌面，接近指尖的关节横纹中点。中脘穴：上腹部，肚脐垂直向上 4 寸。足三里穴：膝盖骨外侧下方凹陷处向下约 4 指宽。

针具和施针部位严格消毒后，以小三棱快速点刺患儿两手四缝穴，每个穴位挤捏出黄色黏液或是血滴 4 滴。再以毫针直刺中脘穴、足三里穴。

隔天 1 次，6 次治疗后，患儿不再腹泻，精神好转，食欲大增。之后又增加 6 次治疗，患儿症状消除。

▌小儿遗尿

小儿遗尿，俗称"尿床"，指 5 岁以上的小儿在睡眠状态下小便、醒后方知的症状。5 岁以下的孩童因为大脑尚处在发育中，还无法自如地控制排尿, 所以尿床属于正常状态, 5 岁以上的孩童因为过度疲劳或兴奋、睡前多饮、情绪问题, 偶尔在夜里尿床也属于正常。中医将遗尿分为以下几种类型。

一、肾气不足型: 表现为经常性遗尿, 白天小便也多, 尿清而长, 患儿精神萎靡, 乏力, 面色苍白, 严重者四肢发冷, 腰腿无力, 反应迟钝, 稀便, 舌质淡、苔薄白, 脉沉细无力。

二、湿热下注型: 表现为每次小便量少但很频繁, 尿液发黄, 有臊臭味, 外阴瘙痒, 性情急躁易怒, 夜间呓语磨牙, 面唇发红, 口干, 舌红, 苔黄厚腻, 脉弦数。

三、脾肺气虚型: 表现为精神萎靡, 乏力, 少气懒言, 面色苍白, 自汗, 食欲不佳, 便溏, 舌质淡, 舌苔薄, 脉细少力。

【致病原因】

中医认为, 小儿遗尿的主要原因在于: 肾气不足、膀胱虚寒, 导致肾脏和膀胱的闭藏失调, 无法约束水液; 脾气虚弱, 肺脾的功能是维持身体水液代谢, 肺脾气虚, 水液控制失常导致遗尿; 心肾失交; 肝经郁热, 疏泄失常, 导致小便自遗。

【治疗】

以脾肺气虚型为例。刺血疗法选取神门穴、鱼际穴、遗尿穴、神阙穴。神门穴: 掌心向上, 神门穴位于腕骨后缘、掌后第 1 横纹上。鱼际穴: 手掌向上, 第 1 掌关节后、第 1 掌骨中点, 大鱼际肌隆起的边缘。遗尿穴: 小脚趾底部末端横纹中点。神阙穴: 肚脐。

针具和施针部位严格消毒后, 以小三棱针点刺上述神门穴、鱼际穴、遗尿穴, 每穴点刺出血 3 滴左右。停针后, 艾灸神阙穴, 每周治疗 1 次, 每次 20 分钟, 症状消失为止。

【注意事项】

帮助孩子养成有规律的生活: 按时睡觉, 睡前不要喝太多水, 不可过度兴奋。

避免孩子过度疲劳或精神紧张。

临睡前尽量排净小便。

鼓励孩子，消除对遗尿的羞耻感和由此带来的巨大压力。

【病例】

于某，男，6岁。父母代诉，患儿一直有遗尿的问题，有时一晚上尿床3~4次，每次尿量不多，尿的颜色发黄，有很大的臊臭味。平时爱喝水，孩子有时会抓挠阴部，嚷嚷说那里痒痒。孩子很容易发脾气，哭闹。

中医观察发现，孩子的脸色和嘴唇鲜红，舌质发红，舌苔发黄，厚腻，脉弦数。中医诊断为湿热下注型遗尿。

刺血疗法选取大椎穴、肾俞穴、大肠俞穴、阴陵泉穴。大椎穴：在背部第7颈椎棘突下凹陷处。肾俞穴：在腰部第2腰椎棘突下，后中线旁开1.5寸。大肠俞穴：在腰部第4腰椎棘突下，后中线旁开1.5寸。阴陵泉穴：位于小腿内侧，胫骨内侧下缘与胫骨内缘间的凹陷处。

针具和施针部位严格消毒后，以小三棱针点刺上述穴位至出血，挤出血液3滴左右。抽针后，在大椎穴、肾俞穴、大肠俞穴以火罐拔吸8分钟。隔天治疗1次，12次后，患儿症状消失。

▍小儿疳积

小儿疳积，是指1~5岁小儿中常见的营养障碍，多因喂养不当，或体内有寄生虫，使脾胃受损，致使身体虚弱、面黄肌瘦、毛发稀黄、肚腹膨大或腹凹如舟的慢性病。

主要表现为：初期不思饮食，腹胀腹泻，恶心呕吐；中期睡眠不好、手脚心发热、烦躁哭闹、爱俯卧、口渴、下午时颧骨潮红、大便干稀不定；后期患儿面黄肌瘦、头发稀疏、干枯，精神萎靡，四肢浮肿，颈细头大，肚脐突出，运动功能发育迟缓，智力低下，免疫力差。

小儿疳积主要有以下几种类型。

一、疳气型：形体相比正常儿童略显消瘦，面色稍显萎黄，食欲不佳，大便时干时稀，毛发稀黄，精神萎靡，爱发脾气，舌苔腻，脉细滑。

二、疳积型：明显消瘦，肚腹膨胀，上面有青筋暴露，面色萎黄，毛发稀疏易落，精神萎靡，烦躁易怒，睡眠不宁，伴有揉眉挖鼻、吮指磨牙等动作，食欲减退或能吃但容易饿，大便中有绦虫。有的患儿喜欢吃生米、泥土。舌质偏淡，舌苔黄而腻，脉濡细而滑。

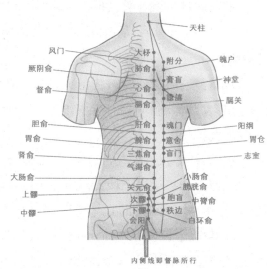

三、干疳型：极度消瘦，皮包骨头，外表看上去如同老人，皮肤干枯有皱纹，精神萎靡，啼哭无力、无泪。毛发干枯，腹凹如舟，不思饮食，肢体浮肿，大便稀溏或便秘，有时低烧，口唇干燥，舌质淡或发红少津，脉弱。

【致病原因】

喂养不当，损伤脾胃；感染寄生虫。

【治疗】

以疳气型为例。刺血疗法选取四缝穴、胃俞穴、章门穴。四缝穴：手指的第2、第3、第4、第5指掌面的近指端关节横纹的中点，双手8穴。胃俞穴：在背部，第12胸椎棘突下，旁开1.5寸。章门穴：在肋侧。取穴时屈前臂，以两肘肘尖夹紧双侧肋骨，肘尖正对的肋骨位置即此穴。

针具和施针部位严格消毒后，以小三棱针点刺双手四缝穴，挤压出黄白色黏液或血滴，之后再以小三棱针点刺胃俞穴、章门穴至少量出血。隔天治疗1次，5次为一个疗程。

【注意事项】

适当增加户外活动，多进行锻炼。

尽量母乳喂养，按时添加辅食。

避免偏食、冷饮，注意健康饮食，均衡营养。

定期测量患儿身高和体重，观察病情变化。

【病例】

郑某，女，3岁。父母代诉：患儿近半年来食欲明显减退，精气神不足，发蔫懒动，明显消瘦，有时大便溏烂，肚子鼓胀，变得爱哭闹、爱发脾气。

中医观察，发现患儿舌苔腻，脉细滑，诊断为疳气型疳积。

刺血疗法以小号三棱针浅刺8个四缝穴。四缝穴：手指的第2、第3、第4、第5指掌面的近指端关节横纹的中点，双手8穴。

针具和施针部位严格消毒后，分别点刺，然后分别挤捏8个穴位，都有黄白色黏液渗出。2天后第二次治疗时，患儿肚子变软，食欲有改善。4次治疗后，患儿肚子和食欲恢复正常，大便每天由原来的两三次变为1次。6次治疗后，患儿状态稳定。医生示范家长捏脊法，并嘱咐家长每周2次捏脊，半年后回访，患儿恢复如初，精神活泼，体重增加，发量增加，发质变好。

小儿发热

小儿发热，指小儿体温超过正常生理标准范围。主要表现为体温远超正常范围，伴有头疼、咳嗽、嗓子发红、乳蛾红肿，患儿烦躁不安，舌质发红，舌苔发黄，脉数。中医将小儿发热分为以下几种类型。

一、外感风寒型：表现为发烧无汗，怕冷，头疼，鼻塞，流清鼻涕，舌质淡红，苔薄白，脉浮紧。

二、外感风热型：表现为发烧并微微汗出，口干，流黄鼻涕，舌苔薄黄，脉浮数。

三、阴虚内热型：表现为常在午后发烧，手脚心发热，身形瘦弱，精神萎靡，盗汗，胃口差，饭量减少，舌质发红，舌苔有剥落，脉细数无力。

四、肺胃实热型：表现为发高烧，脸色赤红，气息急促，无食欲，便秘，心情烦躁，口渴但喝水后并不解渴，舌质发红，舌苔干燥，脉数有力。

五、气虚发热型：表现为运动或劳累后发烧，懒言，语声低微，乏力，稍有运动便出汗，无食欲，形体消瘦，舌质淡，舌苔薄白，脉虚弱或沉细无力。

【致病原因】

中医认为，引发小儿发热的因素有：外感风寒、风热、热毒内蕴上攻，或者情志不舒，脏腑阴虚积热导致。

【治疗】

以肺胃实热型为例。刺血疗法选取大椎穴、委中穴、四缝穴。大椎穴：在人体背部正中线上。伸左手过肩，四指反握右侧颈部，虎口向下，大拇指指尖所在位置即此穴。委中穴：于膝关节的后窝，膝腘窝正中腘横纹的中点处。四缝穴：第2、第3、第4、第5指掌面接近指尖的关节横纹中点。双手共8个四缝穴。

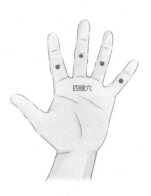

四缝穴

针具和施针部位严格消毒后，先以小三棱针点刺大椎穴、委中穴，停针后以火罐拔吸此2穴位，放出瘀血；之后逐个点刺四缝穴，每点刺一个四缝穴就挤捏，至渗出黏液或血珠。

以外感风热型为例。刺血疗法选取大椎穴、曲池穴、合谷穴。大椎穴：在人体背部正中线上。伸左手过肩，四指反握右侧颈部，虎口向下，大拇指指尖所在位置即此穴。曲池穴：弯曲手肘成直角，肘弯横纹的尽头就是曲池穴。合谷穴：左手拇指、食指成90°伸展，以右手拇指第1关节横纹压在左手虎口上，右手拇指指尖点到的位置就是左手的合谷穴。

针具和施针部位严格消毒后，以大三棱针点刺上述穴位，至出血。

【注意事项】

注意天气变化,寒冷或是大暑天气,减少孩子在室外运动的时间,夏天不要贪凉吹空调。

注意节制饮食,避免饮食失当,损伤脾胃,积蕴内热。

配合物理降温,用温热毛巾或冷水袋敷头额、双腋下。保证患儿在安静、阴凉、空气流通的地方静卧。

适当喝水。

【病例】

赵某,7 岁。近半天来发烧至 39℃,两颊发红,喘息急促。家长代诉:最近一段时间不怎么爱吃东西,经常便秘。孩子一上午很烦躁,发脾气,哭闹,不停喝水又不解渴。

中医观察,发现患儿舌质发红,舌苔干燥,脉数有力,诊断为肺胃实热型小儿发热。

刺血疗法选取少商穴、内庭穴、商阳穴、厉兑穴。少商穴:是肺经最末端的穴位,位于拇指指甲根角外侧上方 0.1 寸处。内庭穴:位于脚背第 2、第 3 趾间,趾蹼缘后方赤白肉际处。商阳穴:位于食指指甲靠拇指侧的末端。厉兑穴:第 2 脚趾外侧,距脚指甲角 0.1 寸。

针具和施针部位严格消毒后,以三棱针点刺上述穴位至少量出血,每次治疗时点刺一侧穴位,下次治疗换另一侧,交替进行。当天治疗后,医生叮嘱家长回家配合物理降温,第 2 次治疗后,隔 2 天 1 次,10 次治疗后,症状基本消除。

第七章　常见皮肤科疾病的刺血疗法

▌湿疹

湿疹是一种常见的表皮及真皮浅层的炎症性皮肤病，主要症状为瘙痒、糜烂、渗液、结痂，呈现对称性分布，以丘疹、疱疹为主，多局限于某一部位，可发生于任何年龄、任何部位，常在冬春季复发或加剧，有渗出倾向，易反复发作。根据发病阶段和程度的不同，湿疹分为以下几种情况。

一、急性湿疹：表现为皮损多样性，如丘疹、水疱、潮红、渗出、痂皮、糜烂、脱屑，常常是几种形态并存。急性湿疹起病较急，病人有灼热感，瘙痒剧烈，皮肤损伤多分布在头、面、四肢远端、阴囊等处，呈对称性分布，也有遍及全身的情况。急性湿疹治疗不当会发展为亚急性湿疹、慢性湿疹，反复不愈。

二、亚急性湿疮：表现为皮损，以丘疹、丘疱疹、鳞屑、结痂为主，渗出少，皮肤有轻度糜烂，颜色暗红，也有轻度浸润，瘙痒剧烈。

三、慢性湿疮：皮损边界清晰，多限于某一部位，常伴有丘疱疹、痂皮、抓痕，皮损表面干燥粗糙，有的有苔藓样病变，有皮屑，呈褐红色或褐色，略见出水。时轻时重，反复发作，有阵发性瘙痒。

根据致病原因的不同，中医将湿疹分为以下

几个类型。

一、湿热浸淫型：起病急迫，可发作于全身各处，最开始皮损潮红灼热、肿胀，之后会发展成水疱密集或丘疹成片，有液体流出，瘙痒不止。伴有全身发热，心烦意乱，口渴，大便干，尿短赤。舌质发红，舌苔薄白或黄腻，脉滑或数。

二、脾虚湿蕴型：起病缓慢，皮损瘙痒、发红，抓挠后糜烂，有液体渗出，有鳞屑。伴胃口差、精神萎靡、腹胀便溏等症状，舌质淡白、胖嫩，舌边有齿痕，舌苔白腻，脉濡缓。

三、血虚风燥型：病程久、反复发作，皮损处颜色暗，或有色素沉着，皮损粗糙肥厚、有苔藓样病变、血痂、脱屑，瘙痒难忍，伴头昏乏力，口干不想喝水，腰酸肢软，腹胀，胃口差，舌质淡、舌苔白，脉弦细。

【致病原因】

中医学认为，湿疹的病因主要是：思虑伤脾，脾失运化，湿从内生，浸淫成疮；伤阴耗血，血燥生风。

【治疗】

以血虚风燥型为例。刺血疗法选取风池穴、膈俞穴、血海穴、百虫窝穴、太溪穴等穴。风池穴：在后颈部，后头骨下方、颈部两条大筋外侧的陷窝处，和耳垂齐平。膈俞穴：在背部第 7 胸椎棘突下，后中线旁开 1.5 寸。血海穴：大腿内侧，在髌骨内侧缘上 2 寸。百虫窝穴：大腿内侧，髌底内侧上 3 寸，血海上 1 寸。太溪穴：位于内脚踝后方，在内脚踝尖和跟腱之间中点凹陷处。

针具和施针部位严格消毒后，以三棱针点刺上述穴位至适量出血，停针后，百虫窝穴以火罐拔吸 8 分钟。隔天治疗 1 次，症状消失为止。

【注意事项】

注意饮食，少吃盐，多吃富含维生素、矿物质的食物。

贴身衣服以纯棉为宜，不穿化纤、羊毛衣服，衣服要宽松。

忌吃鱼虾海味、辛辣发物及酒。

保持良好心境，远离引发忧思、恼怒的人和事。

患处不宜搔抓、洗烫。

适当进行体育锻炼，提高抗病能力。

【病例】

赵某，男，52 岁。自诉 1 个月前，不明原因导致皮肤瘙痒难忍，胳膊上有红色的皮疹、水疱，抓破后有液体渗出，很痒，又像有炭火在烤灼一样。发病后喜欢喝水，还总是感觉口渴。有时候会心烦意乱。

中医观察，发现病人舌质发红，舌苔薄黄，脉滑，诊断为湿热浸淫型湿疹。

刺血疗法选取委中穴、曲池穴、血海穴。委中穴：位于膝关节的后窝，膝腘窝正中腘横纹的中点处。曲池穴：弯曲手肘成直角，肘弯横纹的尽头就是曲池。血海穴：大腿内侧，髌底内侧端上 2 寸。

针具和施针部位严格消毒后，以三棱针点刺上述穴位至适量出血，隔天治疗 1 次，10 次治疗后，病人症状基本消除。

▌荨麻疹

荨麻疹，中医称"瘾疹""风团""风疹"，表现为皮肤表面突然出现面积、形状不一的水肿性斑块，边界清楚，斑块颜色鲜红、淡红或瓷白。发作突然、消退迅速，时起时落，位置不固定，消退后不留痕迹，发作时瘙痒剧烈并伴有烧灼感。

急性荨麻疹起病较急，慢性荨麻疹可迁延几个月、几年。部分病人发作时伴有腹痛、腹泻、发热、关节痛。病情严重的，甚至呼吸困难，引起窒息。经过 3 个月以上未能痊愈或反复间断发作的为慢性荨麻疹。

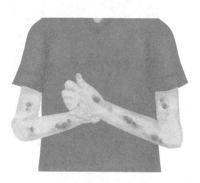

中医将荨麻疹分为以下几种类型。

一、风热犯表型：表现为风团肿块颜色鲜红，瘙痒难忍，伴有灼热感，遇热加剧，发烧，怕冷，咽喉肿痛，舌苔薄白或薄黄，脉浮数。

二、风寒束表型：表现为风团肿块颜色发白，遇风寒加剧，遇暖缓解，怕冷，口不渴，舌质淡，舌苔白，脉浮紧。

三、血虚风燥型：表现为反复发作，迁延不愈，夜间午后症状加重，心烦，睡眠差，口干，手脚心发热，舌红少津，脉沉细。

四、肠胃实热型：表现为风团肿块颜色发红，成块、成片，胃部疼痛，恶心呕吐，便秘或泄泻，舌苔黄腻，脉滑数。

【致病原因】

中医认为，荨麻疹的病因主要是：病人素来禀赋不强，卫气不固，外邪袭入，侵袭皮肤；饮食失当致脾胃不和，内蕴湿热，郁结于肌肤表面；情志不舒，肝郁化火，火热生风，诱发此症。

【治疗】

以血虚风燥型为例。刺血疗法选取大椎穴、双侧肺俞穴、双侧膈俞穴、风市穴、足三里穴、血海穴。大椎穴：在人体背部正中线上。伸左手过肩，四指反握右侧颈部，虎口向下，大拇指指尖所在位置即此穴。肺俞穴：在背部，第 3 胸椎棘突下旁开 1.5 寸。膈俞穴：在人体背部的第 7 胸椎棘突下，后中线旁开 1.5 寸。风市穴：大腿外侧中线上，直立垂手，手掌并拢伸直，中指尖所在的位置即该穴。足三里穴：膝盖骨外侧下方凹陷处向下约 4 指宽即足三里穴。血海穴：在髌骨内侧缘上 2 寸。

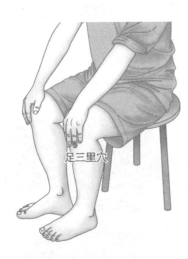

足三里穴

针具和施针部位严格消毒后，以三棱针点刺上述穴位出血，停针后以闪罐拔吸各穴位，留罐 8 分钟。隔天治疗 1 次，10 次为一个疗程。

注：肺俞穴要斜刺，最好从斜向脊柱的方向刺入，不可直刺、深刺！其所在位置的深层是肺和胸膜腔，直刺或深刺可能会伤及内脏器官，引发气胸。

【注意事项】

保持心情舒畅，远离引发忧思、恼怒的人和事。

避免食用鱼虾等类发物，忌食辛辣、烧烤及酒。

远离花粉等过敏源。

注意营养均衡，增强体质。

避免激烈抓搔，禁用热水烫洗，不滥用药物。

【病例】

王某，女，49岁，一年来，经常有不明原因的皮肤瘙痒难忍的情况，发作时，胳膊、面颊、眼皮等处的皮肤会一块一块地肿起来，颜色发白，被风吹或是受凉后，症状会加剧，在暖和的地方情况会有所缓解。全身很怕冷。一年来发作了四五次，每次都是不知不觉地好了，像什么都没发生一样。

中医观察，发现病人舌质淡，舌苔白，脉浮紧，诊断为风寒束表型荨麻疹。

刺血疗法取曲池穴、血海穴。曲池穴：弯曲手肘成直角，肘弯横纹的尽头就是曲池穴。血海穴：在髌骨内侧缘上2寸。

针具和施针部位严格消毒后，以三棱针点刺以上穴位至少许出血，停针后，再以拔火罐拔吸，每天1次，治疗8次之后，病人症状基本消失。

▎痤疮

痤疮，中医称为"面疱""肺风""酒刺"，俗称"粉刺""青春痘"，是指毛孔被堵塞，导致毛囊、皮脂腺发炎的慢性皮肤炎症。表现为：病人面部、胸部、背部皮肤表面出现一个个分散的疙瘩，大小像

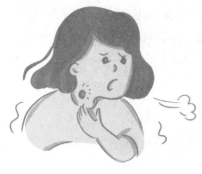

粟米或黄豆，上有黑头或白头，挤捏时会排出线状膏脂；严重的会有脓疱、脓肿、囊肿、硬结，患处皮肤红肿，有压痛感，破溃后会排出脓汁、结疤，多发于青春期男女。轻的发病时间短，可自愈；重的可能迁延几年，会有瘢痕。

中医将痤疮分为以下几种类型。

一、肺经风热型：丘疹多发于脸部或是胸和背的上部，颜色发红，红肿疼痛，面部瘙痒，舌质发红，口干，小便黄，大便干燥，舌苔薄黄，脉浮数。

二、湿热内蕴型：丘疹此起彼伏，连绵不断，红肿疼痛，挤捏时会排出黄白色碎米粒样的脂栓，甚至有脓疱，病人面部油光发亮，食欲时好时坏，大便黏滞，伴有便秘、口臭口苦、尿黄，舌质发红，舌苔黄腻，脉滑数。

三、痰湿凝滞型：丘疹多为脓疱、结节、囊肿、瘢痕，有的病人会胃口变差，便溏，舌质淡胖，舌苔腻，脉滑。

四、冲任失调型：女性病人在月经期间皮疹增多、加重，经期结束后缓解，伴有月经不调，舌质发红，舌苔腻，脉象浮数。

五、瘀血阻滞型：病情迁延很久，有粉刺，也有脓包，患处很硬，很难消肿，挤压时有痛感，有的面部会像橘子皮一样凹凸不平。女性会有月经不调，如量少、痛经。经期时，痤疮会加重，舌质暗，有的会有瘀点，舌苔薄白，脉弦涩。

【致病原因】

中医认为痤疮的致病因素有：过度食用肥甘厚味，肠胃蕴积湿热，湿邪、热邪上蒸头面导致；体内蕴积肺热，又感外邪，两相作用成邪；外感热邪入血或情志郁结化火导致血热，外受冷水，血遇寒后凝聚、阻络致病。

【治疗】

以肺经风热型为例。刺血疗法选取太阳穴、耳尖穴、大椎穴、肺俞穴、风门穴等穴位。太阳穴：位于头部，在眉梢与外眼角连线、向后约 1 横指的凹陷处。耳尖穴：耳区外耳轮的最高点。大椎穴：在人体背部正中线上。伸左手过肩，4 指反握右侧颈部，虎口向下，大拇指指尖所在位置即此穴。肺俞穴：在背部第 3 胸椎棘突下，后中线旁开 1.5 寸。风门穴：在背部第 2 胸椎棘突下，后中线旁开 1.5 寸处。

此 5 个穴位可分为两组，每组选 2~3 个穴位，治疗时交替进行。针具和施针部位严格消毒后，以三棱针点刺 2~3 个穴位至出血 5 滴左右，停针后，以火罐拔吸各穴位。隔天治疗 1 次，3 次为一个疗程。

注：肺俞穴要斜刺，最好从斜向脊柱的方向刺入，不可直刺、深刺！其所在位置的深层是肺和胸膜腔，直刺或深刺可能会伤及内脏器官，引发气胸。

【注意事项】

避免熬夜，保证睡眠充足。

保持心情舒畅，远离引发焦虑、压力的人和事。

清淡饮食，少吃或不吃高脂肪、高糖、辛辣、浓茶、浓咖啡等刺激性食物。

用温水（可少放点食盐）或硫黄皂洗脸、洗澡。

千万不要用手抠、挤痤疮。

适当饮水和运动，保持大便通畅。

【病例】

李某，女，19 岁。自诉最近一年，脸上不断起包，红肿、疼痛、瘙痒，用手挤捏时会像挤牙膏一样，挤出一些黄白色的膏脂，最近挤压时会有脓疱。平时，脸特别爱出油，油得发亮。饭量最近也不太好，不想吃东西，之前食欲还可以。中医询问，得知病人还有早起小便发黄、大便黏腻的问题。

经中医观察发现，病人的额头、鼻翼、下巴有黄豆大的红色丘疹，有的丘疹顶端有白色脓点，脓疱周围皮肤红肿，病人舌质发红，有口臭，舌苔黄腻，脉滑数。诊断为湿热内蕴型痤疮。

刺血疗法选取大椎穴、肺俞穴、膈俞穴、曲池穴、曲泽穴、足三里穴等穴。大椎穴：在后正中线第7颈椎棘突下凹陷处。肺俞穴：在背部第3胸椎棘突下，后正中线旁开1.5寸。膈俞穴：在第7胸椎棘突下，后正中线旁开1.5寸。曲池穴：弯曲手肘成直角，肘弯横纹的尽头就是曲池穴。曲泽穴：在人体的肘横纹中，在肱二头肌腱的尺侧缘。足三里穴：膝盖骨外侧下方凹陷处向下约4指宽。

针具和施针部位严格消毒后，以三棱针快速点刺上述穴位3~5下，至少量出血，马上以火罐拔吸上述穴位，止血后起罐。

隔3天治疗1次，5次治疗后，病人下巴、鼻翼两侧的疱疹变小、红肿、瘙痒减轻；持续20次治疗后，面部痤疮基本消失，疱疹消失的地方仅有暗红色斑块。1年后红色斑块消褪，皮肤恢复正常。

注：肺俞穴要斜刺，最好从斜向脊柱的方向刺入，不可直刺、深刺！其所在位置的深层是肺和胸膜腔，直刺或深刺可能会伤及内脏器官，引发气胸。

痔疮

痔疮，是直肠末端黏膜和肛管皮下静脉丛扩大、曲张，生成柔软的静脉团，或者由肛管皮下血栓形成痔疮，或直肠末端黏膜和肛管皮下静脉丛因炎症刺激所增生的结缔组织。痔疮是一种常见的肛肠疾病，多发于成年人当中。嗜酒辛辣、久痢、久坐、过劳、长期便秘、妊娠等都会导致痔疮，痔疮又分为内痔、外痔、混合痔三种。以内痔最多见。

内痔：一期内痔有时无症状，有的则表现为便血，颜色鲜红，做肛门镜检查时会发现，肛周齿线上方黏膜隆起，表面淡红；二期内痔疮表现为便血，颜色鲜红，大便时有组织脱出肛外，便后自动复位。肛门镜检查时会发现，肛周齿线上方黏膜隆起，表面暗红；三期内痔表现为排便或增加腹压时，肛内肿物会脱出，无法自行复位，需用手法复位，严重的无法复位，疼痛剧烈，少量便血或不便血。肛门镜检查发现，肛周齿线上方有黏膜隆起，表面呈纤维化。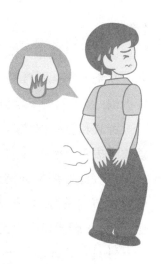

外痔：炎症性外痔表现为肛周有皮肤红肿甚至破溃成脓，有明显痛感。

血栓性外痔表现为肛周皮下有青紫色肿块，局部有水肿，肿块最初较软，伴有剧烈疼痛，后逐渐变硬，触碰有明显痛感。

静脉曲张性外痔表现为排便或久蹲时，肛周皮肤有柔软的青紫色的静脉曲张团隆起，伴有坠胀感，团块按压后可消失。

混合痔：表现为便血及肛周有肿物，有疼痛、坠胀、异物感，伴有局部分泌物或瘙痒，肛管内齿线上下同一方位出现肿物。

根据致病原因的不同，中医将痔疮分为以下几种类型。

一、风伤肠络型：表现为大便带血，或肛门滴血、喷射状出血，血色鲜红，伴有肛门瘙痒，舌质发红，舌苔薄白或薄黄，脉浮数。

二、湿热下注型：表现为肿物外脱出肛，可自行复位，便血，血量较多，血色鲜红，肛门有灼热感，舌质发红，舌苔黄腻，脉滑数。

三、气滞血瘀型：表现为有肿物脱出肛门，肛周坠胀、疼痛。严重时肛周有血栓、水肿，触碰时痛感明显，舌质暗红，舌苔白或黄，脉弦细涩。

四、脾虚气陷型：表现为肛门有坠胀感，有肿物外脱出肛，需用手法复位。便血，血色鲜或淡，病人可能会有贫血，面色无华，头昏神疲，少气懒言，胃口差，便溏，舌质淡胖，舌边有齿痕，舌苔薄白，脉弱。

【致病原因】

中医认为，痔疮的致病因素主要有：饮食失当，损伤脾胃，脾虚气陷所致；外感六淫，被风、寒、暑、湿、燥、火所伤。

【治疗】

以湿热下注型为例。刺血疗法选取大肠俞穴、阴陵泉穴。大肠俞穴：在腰部第 4 腰椎棘突下，中后线旁开 1.5 寸。阴陵泉穴：位于小腿内侧，胫骨内侧下缘与胫骨内缘间的凹陷处。

针具和施针部位严格消毒后，用三棱针点刺上述穴位，停针后再以火罐拔吸出瘀血。隔 2 天治疗 1 次，5 次为一个疗程。

以气滞血瘀型为例。刺血疗法选取委中穴、承山穴。委中穴：位于膝关节的后窝，膝腘窝正中腘横纹的中点处。承山穴：在小腿后正中，伸直小腿或足跟上提，腓肠肌两肌腹之间凹陷的顶端。

针具和施针部位严格消毒后，先在上述穴位处找青筋或瘀络，然后以三棱针快速点刺至出血。最开始的血液颜色偏黑，可以火罐拔吸，使瘀血尽量溢出；当血色转为鲜红时便可以起罐，并用消毒后的干酒精棉球进行止血。每周治疗 1 次，病愈为止。

【注意事项】

忌酒和辛辣、油炸、燥热型的刺激性食物。

每天定时排便，避免熬夜。

若有异常，如大便带血，要及时就诊，不要贻误病情。

【病例】

马某，男，42 岁。2 年来大便时肛门疼痛，大便带血，血色鲜红，熬夜、喝酒或是吃烧烤、火锅等后，症状加剧。近 3 个月来，肛门处有坠胀感，便时感觉有东西脱出肛门外，要用力提肛或是用手才能将其复位。经询问，病人经常胃口很差，没有食欲，大便溏泻。

中医观察，发现病人脸色苍白，精神萎靡，语声低微，舌质淡胖，舌边有齿痕，舌苔薄白，脉弱。诊断为脾虚气陷型内痔。

——百会穴

刺血疗法选取承山穴、次髎穴、二白穴、长强穴、脾俞穴、百会穴。承山穴：在小腿后正中，伸直小腿或足跟上提，腓肠肌两肌腹之间凹陷的顶端。次髎穴：在骶部，髂后上棘内下方，正对第 2 骶后孔处。二白穴：伸臂仰掌，前臂掌侧，腕横纹上 4 寸，桡侧腕屈肌腱两侧，一侧各 1 穴，一臂 2 穴。长强穴：在会阴区，尾骨下方，尾骨端与肛门连线的中点。脾俞穴：在人体背部的第 11 胸椎棘突下，后中线旁开 1.5 寸。百会穴：在头顶正中。取穴时，举双手，虎口张开，大拇指指尖与耳尖相触，掌心向头，4 指向上，双手中指在头顶正中相触所在的位置即此穴。

　　针具和施针部位严格消毒后，以三棱针点刺上述穴位，再以火罐拔吸承山穴、脾俞穴。每隔 3 天治疗 1 次，5 次一个疗程。一个疗程后，病人自述大便时疼痛感减轻，带血变少。异物脱肛的次数也变少。15 次治疗后，症状基本消除。

第八章　常见五官科疾病的刺血疗法

■ 麦粒肿

麦粒肿，中医称为"针眼"，是指眼睑急性化脓，形似麦粒，所以称麦粒肿。表现为：初期感到眼睑或眼皮边缘发痒，之后在眼睑处有红肿、硬结，疼痛，多泪；或者眼部发胀、红肿、有压痛感，眼睑结膜充血，之后出现黄色脓点。病情较轻的可自愈，严重时要手术排脓。本病会反复发作。

麦粒肿分为外睑腺炎、内睑腺炎。外睑腺炎主要发生在睫毛根部的睑缘处，开始时红肿，用棉签触碰时有明显硬结并有压痛感且疼痛剧烈；外睑腺炎比较接近外眦角时，会有明显疼痛，还伴有反应性球结膜水肿。

中医将麦粒肿分为以下几个类型。

一、风热外袭型：表现为轻微发病，有微微的痒痛、红肿，局部硬结，触痛明显，舌苔薄黄，脉浮数。

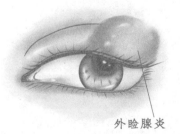

麦粒肿

外睑腺炎

二、热毒炽盛型：表现为眼睑疼痛、红肿，伴有黄色或白色脓点，有的会白睛水肿、口渴、便秘，舌质发红，舌苔黄或腻，脉数。

三、热毒内陷型：表现为眼睑肿痛加剧，头痛，发烧，嗜睡，局部皮肤暗红，脓出不畅。舌质绛紫，舌苔黄糙，脉洪数。

四、脾虚湿热型：表现为多次发病，面色苍白，多发病于儿童中，偏食，便秘，舌质发红，舌苔薄黄，脉细数。

【致病原因】

中医认为，麦粒肿的致病因素主要有：人体禀赋不强，风热之邪侵入，客于眼睑，生为疖肿；饮食不节，湿热蕴积脾胃；心肝之火上炎，蕴聚于眼睑，生为疖肿；脾虚湿热，热毒聚结于眼睑。

【治疗】

以风热外袭型为例。刺血取耳尖穴、风池穴两穴。耳尖穴：在耳区的外耳轮最高点。风池穴：在后颈部，后头骨下方、颈部两条大筋外侧的陷窝处，和耳垂齐平。

针具和施针部位严格消毒后，取和患病眼睛同一侧的耳尖穴，先用手将耳尖揉捻至发热充血，再以小号三棱针迅速点刺，并挤捏出血5滴左右，再以消毒干棉球止血。之后，再点刺风池穴，隔天治疗1次，5次为一个疗程。

以脾虚湿热型为例。刺血疗法选取双脚中趾趾腹靠近趾甲的位置。

针具和施针部位严格消毒后，取和患病眼睛同一侧的脚中趾趾腹，以小号三棱针迅速点刺，并挤捏出血，再以消毒干棉球止血。隔天治疗1次，5次为一个疗程。

【注意事项】

注意卫生，切忌用手触摸、挤压，避免炎症向内扩散，引发脑膜炎及脓肿，甚至危及生命。

用干净的热毛巾湿敷，每次15分钟，每天3次，可在眼睑上涂少许凡士林或盖凡士林纱布。

忌吃辛辣、烧烤、煎炸食品，戒酒。

【病例】

张某，女，14岁。自诉1个月前左眼眼角有微微的痒痛，没怎么在意。暑假去南方旅游回来后，情况加剧，疼痛难忍，眼皮沉重，又痒又涩，还不停流眼泪。中医检查发现患者左上眼睑红肿，有小肿块，用棉签按压，感觉较硬，患者感觉很疼，上睑结膜充血。中医观察发现患者面色苍白，舌质发红，舌苔薄黄，脉细数。经询问，得知患者还有偏食、便秘的问题。喜欢吃炸鸡、烧烤一类食物。中医诊断为脾虚湿热型麦粒肿。

刺血疗法选取太阳穴、耳尖穴。太阳穴：位于头部，在眉梢与外眼角连线、向后约 1 横指的凹陷处。耳尖穴：在耳区的外耳轮最高点。

针具和施针部位严格消毒后，三棱针点刺太阳穴至出血，以火罐拔吸 5 分钟。再以三棱针快速点刺左侧耳尖穴，挤压出血后用消毒棉球按压止血。隔天治疗 1 次，连续 5 次后，病人左眼疼痛减轻，红肿也消去大半。15 次治疗后，症状基本消失。

▍耳鸣

耳鸣，听觉功能紊乱，病人觉得耳内有声响，有时鸣响不断，有时断断续续，严重的会妨碍听觉。中医将耳鸣分为以下几种类型。

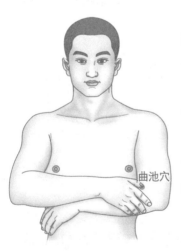

曲池穴

一、风热侵袭型：表现为起病较急，突发耳鸣，耳鸣声音一般很低沉，伴有鼻塞流涕、打喷嚏、咳嗽，或有头痛、耳内胀闷，有的会怕冷发烧、身痛，舌质淡红，舌苔薄黄，脉浮数。

二、肝胆火旺型：表现为在抑郁或恼怒或者失眠后突然耳聋，症状多数比较重，耳鸣声音比较大，伴有心烦、头昏、头疼、面红目赤、鼻咽发干、口苦、便秘、尿黄、舌边红、舌苔发黄、脉弦数。

三、痰浊上壅型：表现为病史较长，伴有耳内胀满、头疼、头闷、咳嗽，舌苔厚，舌质胖。

四、肝肾不足型：表现为病史很长，耳鸣如同知了在叫，伴有眼花、眼干、腰膝酸软。

【致病原因】

中医认为，导致耳鸣的因素主要有：外邪侵袭，风热之邪造成耳窍闭塞；饮食失当，脾阳不足；久病体虚，肾精亏空、肾气不足，无法濡养耳窍中的经脉。

【治疗】

以风热侵袭型为例。刺血疗法选取太阳穴、耳门穴、曲池穴、外关穴。太阳穴：位于头部，在眉梢与外眼角连线、向后约 1 横指的凹陷处。耳门穴：位于面部，耳屏上切迹前方、下颌骨髁状突后缘，张嘴时出现的凹窝处。曲池穴：弯曲手肘成直角，肘弯横纹的尽头就是曲池穴。外关穴：在手背正中线与腕横纹上 2 寸处。

针具和施针部位严格消毒后，以三棱针点刺上述穴位 2~3 下至出血。停针后，在曲池穴、外关穴以火罐拔吸 8 分钟。隔天治疗 1 次，症状消失为止。

【注意事项】

注意防护，避免被外邪侵袭。

适当运动，保持心情愉快，避免肝气郁结化火。

有病及时就医，避免虚耗气血，损害肝肾。

【病例】

张某，男，51 岁。自诉：耳鸣 2 年，如同蝉鸣，时常感觉偏头疼、便秘、口苦、鼻子和咽子发干，喝水也无法缓解。脾气很大，容易生气。半个月前因为工作不顺心，心情郁闷，耳鸣加剧，伴有失眠烦躁。

中医观察发现，病人脸色发红，舌边发红少津，舌苔发黄，脉弦数。中医诊断为肝胆火旺型耳鸣。

刺血疗法选取大椎穴、胆俞穴、太冲穴、行间穴。大椎穴：在人体背部正中线上。伸左手过肩，4 指反握右侧颈部，虎口向下，大拇指指尖所在位置即此穴。胆俞穴：在背部的第 10 胸椎棘突下，后中线旁开 1.5 寸。太冲穴：位于脚背部，在脚部大脚趾、次脚趾夹缝间后方凹陷处。行间穴：在脚背，处于大脚趾、次脚趾间，趾蹼缘后方赤白肉际位置。

针具和施针部位严格消毒后，以三棱针点刺上述穴位至适量出血，停针后在大椎穴以火罐拔吸 8 分钟。隔 2 天治疗 1 次，5 次治疗后，耳鸣声音减小，头痛减轻；15 次治疗后，症状基本消除。

▌鼻出血

鼻出血，中医称鼻衄，是指从鼻孔、口中流出鲜血，多数情况是一只鼻孔流血，也有少数情况是鼻涕中带有血丝。鼻出血容易引发精神紧张，导致出血更为严重。中医将鼻出血分为以下几种类型。

一、热邪犯肺型：表现为鼻孔点滴渗血，血色鲜红，鼻腔干燥，鼻塞，口咽干燥，伴有发烧，干咳，病人舌质发红，舌苔薄黄，脉浮数。

二、胃火炽盛型：鼻孔出血较多，血色深红，病人身上有热，心情烦躁，有口臭，口渴，有时会牙齿出血，便秘，舌质红，舌苔黄，脉数有力。

三、肝火上炎型：流鼻血，目眩、目赤、耳鸣，头痛，病人烦躁易怒，口苦，舌质发红，脉弦数。

四、气血亏虚型：流鼻血，精神疲乏，面色苍白，心悸头晕，耳鸣，睡眠差，舌质淡，脉细无力。

五、阴虚火旺型：流鼻血，干咳，手脚心发热，内心烦躁，潮热盗汗，腰膝酸软，舌质发红，舌少苔，脉细数。

【致病原因】

中医认为，导致鼻出血的因素主要有：风热、燥热、温热、风寒化热。这些热邪壅塞于肺，损伤肺脉，使血溢于肺窍，造成出血；嗜食辛

辣厚味、饮酒过度、湿浊
内蕴, 使胃火炽盛, 迫血
妄行, 上冲鼻窍造成出
血; 情志不舒导致肝郁
化火, 或肾阴不足导致
肝火炽盛, 血随火上逆
鼻窍, 造成出血; 外邪

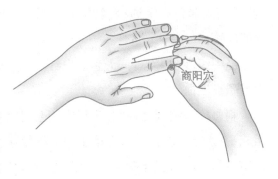

侵体转为内伤, 或者过度劳累、房事不节, 使肺肾阴虚, 虚火上炎, 造
成出血; 饮食不当, 过度疲劳使脾气损伤, 脾不统血, 自鼻而出造成
鼻出血。

【治疗】

以热邪犯肺型为例。刺血疗法选取大椎穴、耳尖穴、商阳穴。大椎
穴: 在背部第 7 颈椎棘突下凹陷处。耳尖穴: 耳区外耳轮的最高点。
商阳穴: 位于食指指甲靠拇指侧的末端, 距指甲角 0.1 寸。

针具和施针部位严格消毒后, 以三棱针点刺上述穴位至出血数
滴。停针后在大椎穴以火罐拔吸 8 分钟。隔天治疗 1 次, 病愈为止。

【注意事项】

鼻子出血时, 保持镇静, 用手指压紧出血一侧的鼻翼, 或用干净
卫生纸放入鼻腔按压, 严重的话及时求医。

禁食辛辣刺激性食物, 以免体内积蓄热邪。

注意外部环境, 减少风寒、暑热等外邪侵袭。

天气干燥时, 可往鼻腔内滴油质滴鼻液预防。

保持心情舒畅, 不要挖鼻孔。

【病例】

李某, 女, 43 岁。一周前和朋友吃烧烤, 第二天中午鼻子出血,
在家自行处置半小时稍有缓解, 于是来医院求诊。病人自诉, 这类情
况以前也发生过, 但这次出血量比较大, 颜色深红, 让人十分担心。经

询问, 病人时常心情烦躁, 特别爱喝水, 牙龈经常性出血, 有便秘、口臭的问题。

经中医观察, 发现病人舌质发红, 舌苔黄, 脉数有力。诊断为胃火炽盛型鼻出血。

刺血疗法选取合谷穴、尺泽穴、足三里穴。合谷穴: 左手拇指、食指成 90° 伸展, 以右手拇指第 1 关节横纹压在左手虎口上, 右手拇指指尖点到的位置就是左手的合谷穴。尺泽穴: 采取正坐位, 手掌向上伸臂微屈肘, 在手肘处, 手臂内侧中央有粗腱, 腱的外侧即尺泽穴。足三里穴: 膝盖骨外侧下方凹陷处向下约 4 指宽。

针具和施针部位严格消毒后, 以梅花针叩刺上述穴位至出血。治疗后, 病人静坐半小时后不再出血。隔天治疗 1 次, 8 次之后, 其他症状, 如口臭、便秘、牙龈出血等问题消失; 半年后回访, 再未出血。

▌慢性鼻炎

慢性鼻炎, 是指鼻腔黏膜及黏膜下层的慢性炎症, 主要是急性鼻炎治疗不当或反复发作造成的, 主要表现为: 连续喷嚏, 突发型鼻子痒, 鼻塞, 流涕, 鼻腔分泌物增多, 咽喉干燥。继而出现嗅觉减退, 头痛、头晕, 精神不振等症状。

中医将慢性鼻炎分为以下几种类型。

一、寒邪外袭型: 主要表现为有严重的鼻塞, 不断打喷嚏, 鼻涕清稀, 鼻音重浊, 伴有头痛、身痛, 无汗怕冷, 舌质淡, 舌苔薄白, 脉浮紧。

二、外感风热型: 主要表现为鼻塞, 鼻腔干痒, 呼出的气息比较热, 症状时重时轻, 鼻涕少而黄稠, 发烧怕风, 头痛, 咽痛, 口渴, 舌质发红、舌苔白或微黄, 脉浮数。

三、气滞血瘀型: 表现为一直鼻塞, 鼻涕多, 涕液或黏白或黄稠, 嗅觉减退, 鼻音重, 舌质发红有瘀点, 脉弦细涩。

四、气虚邪滞型：表现为鼻塞昼轻夜重，涕液黏稠而稀薄，劳累或遇寒后加剧，头沉头晕，舌质淡红，舌苔薄白，脉缓。

五、肺气虚弱型：表现为鼻腔闷胀发痒，频繁打喷嚏，鼻塞流清涕，自汗，舌质淡，舌苔薄白，脉弱。

六、脾气亏虚型：表现为鼻塞，鼻涕或黏或稀，精神倦怠，懒言，气短音低，胃口差，腹胀、腹泻，舌质淡胖，舌苔薄白，脉虚弱。

七、肾阳不足型：表现为鼻塞，鼻涕多，涕液清稀，嗅觉减退，四肢冰冷，腰膝酸软，舌质淡，舌苔薄白，脉沉细弱。

八、胆经热盛型：表现为鼻塞，鼻涕发黄、黏稠如脓，涕液量多、有臭味，病人身上发热，头痛，口渴，便干，舌边红，舌苔黄，脉弦数。

【致病原因】

中医认为，导致慢性鼻炎的因素主要有：外邪犯肺，阻滞鼻窍所致；脾胃虚弱，运化不良，痰凝滞于鼻腔致病；情志不舒致肝胆郁热，热邪上冲于头，形成"鼻渊"，即鼻炎；身体阳虚，阳气不足导致肺气不足，而肺气虚弱是引发鼻炎的重要原因。

【治疗】

以脾气亏虚型为例。刺血疗法取印堂穴、迎香穴、肺俞穴、脾俞穴等穴位。印堂穴：在前额部，两眉头连线中点。迎香穴：中指和食指并拢，中指指尖紧贴鼻翼，此时，食指指尖所在的位置就是迎香穴。肺俞穴：在背部，第3胸椎棘突下旁开1.5寸。脾俞穴：在人体背部的第11胸椎棘突下，后中线旁开1.5寸。

针具和施针部位严格消毒后，以三棱针点刺上述穴位至出血3~5滴。停针后，肺俞穴和脾俞穴以火罐拔吸10分钟。

注：肺俞穴要斜刺，最好从斜向脊柱的方向刺入，不可直刺、深刺！其所在位置的深层是肺和胸膜腔，直刺或深刺可能会伤及内脏器官，引发气胸。

【注意事项】

少吃寒凉或寒性食物。

在空调环境中不宜停留过长时间，不宜直吹风扇。

避免过度疲劳、熬夜、受凉、饮酒、吸烟等。

坚持锻炼，增强体质，如晨跑、冷水洗脸等。

【病例】

刘某，男，46岁。自述得慢性鼻炎1年，主要表现为总是反复感冒，每次感冒都不断流清鼻涕，早起鼻涕微微发黄，还有喷嚏不断，鼻子不通气、憋闷，干痒得要命。最近几天睡觉时不小心着凉，引发感冒，慢性鼻炎再次复发，又增加了新的症状——不断咳痰，头昏脑胀，头疼剧烈。

中医观察发现，病人舌质淡，舌苔薄白，脉浮缓。诊断为风邪犯肺型慢性鼻炎。

刺血疗法选取耳尖穴、肺俞穴、风门穴。耳尖穴：耳区外耳轮的最高点。肺俞穴：在背部，第3胸椎棘突下旁开1.5寸。风门穴：在后背的第2胸椎棘突下，后中线旁开1.5寸。

针具和施针部位严格消毒后，以三棱针点刺上述穴位。先用手轻微按揉耳尖使局部充血，再以三棱针快速刺入耳尖穴，随即挤捏至出血。然后点刺肺俞穴、风门穴至少许出血，停针后在2穴处以火罐拔吸8分钟。隔2天治疗1次，5次后，头疼、鼻子干痒、鼻塞等症状消除，15次治疗后，其他症状基本消除。

注：肺俞穴要斜刺，最好从斜向脊柱的方向刺入，不可直刺、深刺！其所在位置的深层是肺和胸膜腔，直刺或深刺可能会伤及内脏器官，引发气胸。

过敏性鼻炎

过敏性鼻炎，中医称为鼻鼽，是人体对某些过敏原的敏感性异常增高，并出现以鼻黏膜病变为主要特征的异常反应，主要表现为鼻黏膜水肿、潮湿、鼻塞、流涕、咳嗽、喷嚏、嗅觉减退等。中医将过敏性鼻炎分为以下几种类型。

一、肺虚不固型：表现为鼻痒难忍，喷嚏频发，大量清水鼻涕，鼻黏膜苍白、水肿，伴有鼻塞、嗅觉减退，怕冷，易疲劳，气短自汗，舌苔薄，脉细弱。

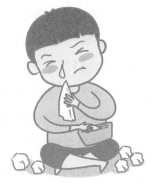

二、脾气虚弱型：表现为反复发作，迁延不愈，鼻痒，鼻流涕，鼻涕清稀，食欲不振，嗅觉迟钝，双侧下鼻甲黏膜有明显肿胀，气短懒言，胃口差，容易便溏。

三、肾阳不足型：表现为常年反复发作，鼻子痒，打喷嚏，流清水鼻涕，早晚比较重，鼻腔黏膜苍白、水肿，怕冷、腰膝酸软、四肢不温，小便清长。

【致病原因】

中医认为，过敏性鼻炎的致病因素主要有：肺气虚弱，卫不固表，风寒之邪乘虚而入，致鼻窍不利；肺脾气虚，肺主气，脾主运化，肺脾气虚，致津液凝滞鼻窍而为病；肾气虚，肾气不足，气不归元，阳气耗散，上越鼻窍致病。

【治疗】

以脾气亏虚型为例。刺血疗法选择脾俞穴、肾俞穴、肺俞穴、足三里穴、迎香穴、印堂穴。脾俞穴：在后背第 11 胸椎棘突下，后中线旁开 1.5 寸。肾俞穴：在腰部第 2 腰椎棘突下，后中线旁开 1.5 寸。肺俞穴：在后背第 3 胸椎棘突下，后中线旁开 1.5 寸。足三里穴：膝盖骨外侧下方凹陷处向下约 4 指宽。迎香穴：在鼻翼外缘中点旁，鼻唇沟正中。印堂穴：在前额，两眉头间连线之中点。

针具和施针部位严格消毒后，以三棱针点刺上述穴位至出血，抽针后在脾俞穴、肾俞穴、肺俞穴、足三里穴以火罐拔吸 8 分钟，之后，艾灸上述穴位 10 分钟。隔天治疗 1 次，病愈为止。

注：肺俞穴要斜刺，最好从斜向脊柱的方向刺入，不可直刺、深

刺！其所在位置的深层是肺和胸膜腔，直刺或深刺可能会伤及内脏器官，引发气胸。

【注意事项】

适度锻炼，增强抗病力。

避免进出冷热悬殊的环境。

尽量避免过敏原。

发作期间，打喷嚏前，按摩迎香穴至发热，可缓解症状。

【病例】

李某，女，41岁。自诉鼻塞、流涕1年多，遇到天气变冷或感冒时就会鼻痒难忍，不断打喷嚏、流清鼻涕。同时感觉头脑昏沉，身上没劲，平时比较怕冷，最近一段时间，嗅觉变迟钝。鼻腔检查发现，病人鼻黏膜苍白、水肿。

中医观察病人舌质淡红，舌苔薄白，脉浮紧，诊断为肺虚不固型过敏性鼻炎。

刺血疗法取大椎穴、肺俞穴、风门穴、迎香穴、印堂穴。大椎穴：在背部第7颈椎棘突下凹陷处。肺俞穴：在背部第3胸椎棘突下，后中线旁开1.5寸。风门穴：在背部第2胸椎棘突下，后中线旁开1.5寸。迎香穴：在鼻翼外缘中点旁，鼻唇沟中。印堂穴：在前额部，两眉头连线中点。

针具和施针部位严格消毒后，以三棱针点刺上述穴位至适量出血。之后，在大椎穴、肺俞穴、风门穴上以火罐拔吸8分钟。

注：肺俞穴要斜刺，最好从斜向脊柱的方向刺入，不可直刺、深刺！其所在位置的深层是肺和胸膜腔，直刺或深刺可能会伤及内脏器官，引发气胸。

隔天治疗1次，3次治疗后，病人鼻塞、流鼻涕的症状缓解，15次治疗后，其他症状基本消除。

▌慢性咽炎

慢性咽炎,中医也称为"梅核气",此症的特点是反复发作,经久不愈。主要表现为咽部干痒难受,有灼热感、疼痛,好像有梅核卡在咽喉中,咳不出来又咽不下去,但并不影响进食,声音嘶哑甚至失音,严重的伴有咳嗽、咳痰,每天早起时发作比较严重。中医将慢性咽炎分为以下几种类型。

一、阴虚火炎型:表现为咽干痒难忍,有异物感,黏痰量少,咽部隐隐作痛,有灼热感,干痛,喝水可暂时缓解疼痛,耳鸣眼花,腰腿酸软,伴有午后烦热,夜间多梦,舌质发红,脉细数。

二、痰阻血瘀型:表现为咽部干涩、刺痛,咽肌膜深红,频繁清嗓子并伴有恶心、干呕。舌质发红,舌苔黄腻,脉滑而数。

三、肺胃有热型:咽干痒难受,红肿疼痛,声音嘶哑,伴有发热、头痛,心烦口渴,口臭,咳痰黄稠,腹部胀满,便秘,小便黄赤,舌质发红,舌苔黄,脉数。

【致病原因】

中医认为,慢性咽炎的主要致病因素在于:情志不舒导致肝郁化火,上炎至咽喉;痰阻血瘀,痰湿停聚于咽喉所致;肾阴不足,虚火上炎至咽喉导致此症。

【治疗】

以阴虚火炎型为例。刺血疗法选取肺俞穴、肾俞穴、商阳穴。肺俞穴:在背部第 3 胸椎棘突下,后中线旁开 1.5 寸。肾俞穴:在背部第 2 腰椎棘突下,后中线旁开 1.5 寸。商阳穴:位于食指指甲靠拇指侧的末端,距指甲角 0.1 寸。

针具和施针部位严格消毒后,以三棱针点刺上述穴位至出血,并在肺俞穴、肾俞穴以火罐拔吸 10 分钟。隔天治疗 1 次,病愈为止。

注:肺俞穴要斜刺,最好从斜向脊柱的方向刺入,不可直刺、深刺!其所在位置的深层是肺和胸膜腔,直刺或深刺可能会伤及内脏

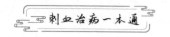

器官, 引发气胸。

【注意事项】

　　避免接触有刺激性气味的物品。

　　少吃煎炒及刺激性的食物, 如烧烤、煎炸食品。

　　避免过度疲劳, 保持心情愉快。

　　注意天气变化, 减少寒邪、暑湿的侵袭。

【病例】

　　潘某, 女, 49 岁。近一年来咽部干痒难受, 好像一直有东西卡在喉咙里, 吐不出来又咽不下去。还时常喉咙疼, 口臭, 偶尔会咳痰, 痰发黄、很黏稠, 经常感觉头痛, 心烦意乱, 口渴爱喝水, 有时候肚子很胀, 便秘。

　　中医检查发现, 病人咽喉红肿, 说话声音嘶哑, 舌质发红, 舌苔黄, 脉数。诊断为肺胃有热型慢性咽炎。

　　刺血疗法选取大椎穴、耳尖穴、商阳穴。大椎穴: 在背部第 7 颈椎棘突下凹陷处。耳尖穴: 耳区外耳轮的最高点。商阳穴: 位于食指指甲靠拇指侧的末端, 距指甲角 0.1 寸。

　　针具和施针部位严格消毒后, 以三棱针点刺上述穴位至出血。抽针后, 大椎穴以火罐拔吸 10 分钟。隔 1 天治疗 1 次, 5 次治疗后, 咽部干痒难受、异物感消除; 15 次治疗后, 所有症状基本消除。

▋扁桃体炎

　　扁桃体炎, 中医称为"乳蛾", 是指咽黏膜及咽淋巴组织受到细菌和病毒感染, 引发咽喉炎症, 多发于儿童和青少年。主要表现为: 咽痛、吞咽困难, 发烧, 咽部检查时会发现扁桃体充血呈鲜红色或深红色, 扁桃体肿大, 表面有脓点, 严重时会有脓肿。

　　此症分为急性扁桃体炎、慢性扁桃体炎, 可传染。一般是在病人疲劳、感冒、受凉、机体免疫力下降时容易感染, 并以飞沫、用品接触或食物传染给他人。

急性扁桃体炎主要表现为：起病较急，病程较短，高烧、头痛、恶心、呕吐、全身不适、吞咽困难、咽部充血及扁桃体肿大；慢性扁桃体炎多因急性扁桃体炎治疗不当或反复发作迁延不愈而致病，病程较长，主要表现为头痛、乏力、咽部不适、消化不良、易疲劳，夜间低烧。

中医将扁桃体炎分为以下几种类型。

一、肺胃有热型：表现为起病急，咽喉疼痛红肿，伴有灼热感，吞咽困难，口干口渴，怕冷，高烧、头痛，全身疲倦酸痛，可见咽喉充血，但未成脓。痰黄黏稠，大便秘结，小便短赤，舌质发红，舌苔黄，脉浮数。

二、阴虚火旺型：表现为反复发作，发作时咽喉微肿、干痒、疼痛，或吞咽时喉间有异物感，声音嘶哑，不欲饮水，手足心热，食欲不振，精神疲倦，夜间低烧，舌质发红，舌苔少，脉细数。

三、胃火炽盛型：咽痛剧烈，咽部及扁桃体充血红肿，上有脓点或小脓肿，吞咽困难，身体烘热，口渴，便秘，舌质发红，舌苔黄，脉滑数。

【致病原因】

常因外感风热，或食辛辣香燥食物而诱发。

【治疗】

以胃火炽盛型为例。刺血疗法选取双侧少商穴、耳尖穴、行间穴、太冲穴。少商穴：在大拇指末节桡侧，指甲根角侧上方 0.1 寸。耳尖穴：耳区外耳轮的最高点。行间穴：在脚背，处于大脚趾、次脚趾间，趾蹼缘后方赤白肉际位置。太冲穴：位于脚背部，在脚部大脚趾、次脚趾夹缝间后方凹陷处。

针具和施针部位严格消毒，刺血双侧少商穴之前，先推按、揉捏此穴使之充血，以小三棱针点刺之，放血 3~5 滴，再以棉球按压止血。之后，用手揉搓耳部使其充血，以三棱针点刺耳尖穴，使出血 3~5 滴，再对行间穴、太冲穴点刺出血。隔天治疗 1 次，病愈为止。

【注意事项】

保持口腔洁净，戒除烟酒。

以清淡、易消化、清爽去火的饮食为主，适当喝水，忌食姜、椒、芥、蒜等辛辣之物。

保持场所空气清新流通。

早晨、饭后及睡觉前及时漱口、刷牙。

【病例】

王某，男，14 岁。自诉最近 1 周持续喉咙疼、干痒，没食欲，不想吃东西，总觉得累，不想活动，夜里低烧，测体温 38.5℃，咽部检查，发现有黏膜充血，双侧扁桃体发红、肿大，病人舌质发红，舌苔较少，脉细数。中医诊断为阴虚火旺型扁桃体炎。

刺血疗法选取少商穴、商阳穴、大椎穴、肺俞穴。少商穴：在大拇指末节桡侧，指甲根角侧上方 0.1 寸。商阳穴：位于食指指甲靠拇指侧的末端，距指甲角 0.1 寸。大椎穴：在背部第 7 颈椎棘突下凹陷处。肺俞穴：在背部第 3 胸椎棘突下，后正中线旁开 1.5 寸。

针具和施针部位严格消毒后，以三棱针快速点刺上述穴位，使少许出血。隔 1 天治疗 1 次，3 次治疗后，喉咙疼、干痒缓解，15 次治疗后，所有症状基本消除。

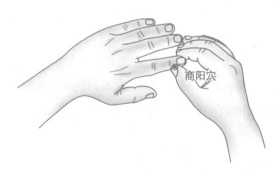

商阳穴

注：肺俞穴要斜刺，最好从斜向脊柱的方向刺入，不可直刺、深刺！其所在位置的深层是肺和胸膜腔，直刺或深刺可能会伤及内脏器官，引发气胸。

第九章　常见泌尿生殖系统疾病的刺血疗法

▌阳痿

　　阳痿, 是指成年男子阴茎无法勃起, 或勃起硬度很差, 时间极短, 无法正常进行性生活。主要表现为, 在过性生活时, 男子阴茎痿软无力, 不能勃起, 或勉强勃起硬度很差, 容易早泄, 或虽能性交但未泄精便痿软。中医将阳痿分为以下几种类型。

　　一、肾阳虚型: 表现为阳事不举, 或举而不坚, 精薄清冷, 伴有手脚冰凉, 怕冷, 面色苍白, 疲乏无力, 精神倦怠, 头晕耳鸣, 腰膝酸软, 夜尿清长, 舌质淡胖, 舌苔薄白, 脉沉细。

　　二、心脾两虚型: 表现为健忘多梦, 心悸气短, 易惊吓, 失眠多梦, 神疲乏力, 面色萎黄, 胃口差、饭量减小, 腹部胀满, 便溏, 舌质淡, 舌苔薄白, 脉细弱。

　　三、湿热瘀滞型: 表现为阴茎痿软, 睾丸坠胀、疼痛, 阴囊湿痒、瘙痒、有腥臭味, 尿频、尿急痛, 小便发黄, 胁胀腹闷, 肢体倦懒, 恶心口苦, 舌质发红, 舌苔黄腻, 脉滑数。

　　四、气滞血瘀型: 表现为情志不舒, 烦躁易怒, 胸胁胀痛, 胸闷, 食欲不振, 脉弦。

　　五、惊恐伤肾型: 表现为胆怯多疑, 心悸易惊, 失眠, 多噩梦, 有被惊吓史, 舌苔薄白, 脉弦细。

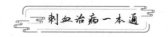

【致病原因】

中医学认为, 阳痿的致病因素主要有: 手淫过度或房事不节, 致命门火衰, 阴茎勃起不坚; 思虑过度, 损伤心脾, 气血两虚所致; 惊恐伤肾, 导致阳痿。

【治疗】

以心脾两虚型为例。刺血疗法选取中极穴、曲骨穴、肾俞穴、命门穴。中极穴: 在下腹部, 肚脐垂直向下 4 寸。曲骨穴: 前正中线上, 耻骨联合上缘中点处。肾俞穴: 在腰部第 2 腰椎棘突下, 后中线旁开 1.5 寸。命门穴: 在腰部第 2 腰椎棘突下凹陷中。

针具和施针部位严格消毒后, 以三棱针点刺中极穴、曲骨穴, 至出血数滴。停针后, 在肾俞穴、命门穴上以火罐拔吸 10 分钟, 之后再艾灸肾俞穴、命门穴 15 分钟。隔天治疗 1 次, 病愈为止。

【注意事项】

消除紧张情绪, 保持心态平和。

注意节制房事、手淫。

不可过量饮酒, 过食辛辣食物。

保持心情舒畅, 远离造成精神紧张的人和事。

【病例】

马某, 男, 28 岁。自诉结婚 2 年, 一直无法有满意的性生活, 自诉在婚前有频繁手淫的习惯。现在时常感到头晕乏力, 容易被关门声、家人突然的大声咳嗽惊吓到, 急剧心跳, 经常失眠, 夜里噩梦很多, 醒后疲乏, 精神恍惚, 记忆力差。

中医观察, 发现病人舌苔薄白, 脉弦细, 诊断为惊恐伤肾型阳痿。

刺血疗法选取次髎穴、三阴交穴。次髎穴: 第 2 骶后孔中, 髂后上棘下与督脉的中点。三阴交穴: 位于小腿内侧, 内脚踝尖正上方 4 指宽的凹陷处。

针具和施针部位严格消毒后, 以三棱针点刺上述两穴位至少许出血, 然后在次髎穴以火罐拔吸并留罐 10 分钟。隔天治疗 1 次, 5 次治疗后，病人自诉性欲增强，晨起阴茎能勃起，害怕声音、急剧心跳、失眠的症状消除大半；20 次治疗后，症状基本消除，性生活比较满意。

遗精

遗精，中医称为"失精""遗泄"，指成年男子在非性交时精液外泄。有睡眠时精液外泄者为梦遗，清醒时精液外泄者为滑精，统称为遗精。

遗精主要发生在未婚男青年中，占 80%~90% 的比例。1 周不超过 1 次属于正常；1 周数次，同时伴有头昏耳鸣、精神倦怠、腰酸腿软、记忆力减退、烦躁不安、形体消瘦、气喘、心慌，属于病理。中医将遗精分为以下几种类型。

一、心肾不交型：表现为失眠多梦，精神不振，梦则遗精，小便短赤，疲累乏力，容易被惊吓，心悸健忘，头晕目眩，内心烦热，口干，舌质发红，脉细数。

二、湿热下注型：表现为小便热赤、混浊，或者小便不利，口干口苦，心烦失眠，口舌生疮，便溏，大便很臭，排便不爽，舌苔黄腻，脉濡数。

三、肾气亏损型：表现为头晕目眩，失眠健忘，耳鸣，怕冷，手脚冰冷，面色少华，舌质淡，舌苔薄，脉沉细。

四、阴虚火旺型：表现为内心烦热，睡不安稳，尿少色黄，舌边、舌尖发红，舌苔少，脉细数。

【致病原因】

中医认为，遗精的致病原因主要有：肾虚。肾主藏精，肾虚无法制约精气泄出，致遗精。湿热。体内湿热之邪过重，影响肾精收涩，致遗精。心火。心火过旺影响肾精疏泄和收敛，致遗精。

【治疗】

以心肾不交型为例。刺血疗法选取关元穴、三阴交穴、肾俞穴、次髎穴、心俞穴、太溪穴、神门穴。关元穴：在下腹部、肚脐眼正下方 4

横指（食指、中指、无名指、小拇指）处。三阴交穴：位于小腿内侧，内脚踝尖正上方 4 指宽的凹陷处。肾俞穴：在腰部第 2 腰椎棘突下，后中线旁开 1.5 寸。次髎穴：在骶部，髂后上棘内下方，正对第 2 骶后孔处。心俞穴：在背部第 5 胸椎棘突下，后中线旁开 1.5 寸。太溪穴：位于内脚踝后方，在内脚踝尖和跟腱之间中点凹陷处。神门穴：掌心向上，位于腕骨后缘、掌后第 1 横纹上。

针具和施针部位严格消毒后，以三棱针点刺上述穴位至少许出血，之后，温灸各穴位 10 分钟。隔天治疗 1 次，病愈为止。

【注意事项】

保持心情愉快、放松，宁心安神。

节制房事、手淫，不看淫秽刊物或影视。

少吃肥腻、辛辣的刺激性食物，每餐不宜过饱。

内裤不宜过紧，少穿牛仔裤等透气性差的外裤。

【病例】

于某，男，20 岁，未婚。自诉之前手淫频繁，最近一年有梦遗，每周 2 次至 3 次，时常感到头晕目眩，耳鸣，最近失眠很严重，记忆力也变差，很怕冷，冰手冰脚，学习时注意力不集中，也提不起精神。

中医观察，发现病人面色无华，舌质淡，舌苔薄，脉沉细。诊断为肾气亏损型遗精。

刺血疗法选取三阴交穴、肾俞穴、次髎穴、气海穴、命门穴。三阴交穴：位于小腿内侧，内脚踝尖正上方 4 指宽的凹陷处。肾俞穴：在腰部第 2 腰椎棘突下，后中线旁开 1.5 寸。次髎穴：在骶部，髂后上棘内下方，正对第 2 骶后孔处。气海穴：在下腹部，前正中线上，肚脐垂直向下 1.5 寸处。命门穴：位于腰部后正中线上，第 2 腰椎棘突下凹窝处。

针具和施针部位严格消毒后，以三棱针分别点刺上述俞穴，抽针后再以火罐拔吸至少许出血。隔天治疗 1 次，3 次治疗后，病人梦遗减少，头晕目眩，耳鸣减轻。睡眠质量有所提高。15 次治疗后，症状基本消除。

▌前列腺炎

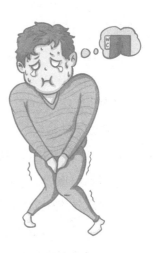

前列腺炎，多发于 20~50 岁的男性当中，是成年男性生殖系统感染，导致前列腺充血、腺泡淤积、腺管水肿的一种炎症。有急性前列腺炎和慢性前列腺炎之分。急性前列腺炎主要表现为尿急、尿痛、尿频，伴有怕冷、发热等症状。慢性前列腺炎主要表现为排尿不畅、小便余沥，并伴有早泄、遗精、阳痿等症状。中医将前列腺炎分为以下几种类型。

一、湿热下注型：表现为小便频繁，余沥不尽，或小便浑浊，排尿延迟，或者伴有尿道涩热、口渴等，遗精，早泄，阳痿，舌质发红，舌苔黄腻，脉滑数。

二、肾气亏虚型：表现为小便浑浊、频繁、余沥不尽，下腹部有坠胀感，排尿不畅，精神倦怠，面色无华，劳累或吃油腻食物后会发作或病情加剧，伴有遗精、早泄、阳痿，舌质淡，舌苔薄白，脉沉细缓无力。

【致病原因】

中医认为，前列腺炎的致病因素主要有：肾阴不足，阴虚火旺，热移膀胱致病；思虑过度，劳伤心脾，致精微下渗引发病症；嗜食辛辣、肥甘之物，导致湿热内蕴，湿热化火注于膀胱引发前列腺炎；肾阳不足，固摄失调致病。

【治疗】

以肾气亏虚型为例。刺血疗法选取太冲穴、涌泉穴、次髎穴、关元穴、三阴交穴、命门穴。太冲穴：位于脚背部，在大脚趾、次脚趾夹缝间后方凹陷处。涌泉穴：在脚掌前部凹陷处，大约在脚掌第2、第3脚趾缝前端与脚跟连线的前三分之一处。次髎穴：在骶部，髂后上棘内下方，正对第2骶后孔处。关元穴：在下腹部，肚脐眼正下方4横指（食指、中指、无名指、小拇指）。三阴交穴：位于小腿内侧，内脚踝尖正上方4指宽的凹陷处。命门穴：位于腰部后正中线上，第2腰椎棘突下凹窝处。

针具和施针部位严格消毒后,以三棱针点刺上述穴位至少许出血。抽针后,温灸涌泉穴、关元穴、命门穴各10分钟。隔天治疗1次,病愈为止。

【注意事项】

规律作息,适度锻炼,增强免疫力。

节制房事,戒除手淫。

注意外生殖器、会阴部卫生,穿透气性好的裤子。

少吃辛辣刺激性食物。

避免长时间骑车。

【病例】

李某,男,55岁,被诊断为前列腺炎1年,近半个月来症状加剧,主要表现为会阴坠胀,尿道灼热,小便时剧烈疼痛,尿频、尿急,总有尿不净的感觉。时常感到腰酸腿软,口渴。有时会有遗精、早泄的情况。

中医观察,病人舌质发红,舌苔黄腻,脉滑数,诊断为湿热下注型前列腺炎。

刺血疗法选取两组穴位,第一组:腰俞穴、阴陵泉穴。腰俞穴:后正中线上,骶管裂孔处。阴陵泉穴:胫骨内侧髁下缘凹陷处。阴陵泉穴:位于小腿内侧,胫骨内侧下缘与胫骨内缘间的凹陷处。

针具和施针部位严格消毒后,以三棱针点刺上述俞穴至少许出血。

第二组:关元穴、三阴交穴、命门穴。关元穴:在肚脐垂直向下3寸。三阴交穴:位于小腿内侧,内脚踝尖正上方4指宽的凹陷处。命门穴:位于腰部后正中线上,第2腰椎棘突下凹窝处。

针具和施针部位严格消毒后,三棱针点刺关元穴、三阴交穴至出血数滴,之后在关元穴、命门穴以火罐拔吸5分钟,起罐后艾灸关元穴、命门穴各10分钟,与第一组交替使用。三天治疗1次,15次治疗后,病人大部分症状基本消除。